中国医学临床百家

米玉红 / 著

肺栓塞 2023 观点

科学技术文献出版社
SCIENTIFIC AND TECHNICAL DOCUMENTATION PRESS

·北京·

图书在版编目（CIP）数据

肺栓塞 2023 观点/米玉红著. —北京：科学技术文献出版社，2024.7
ISBN 978-7-5189-9950-7

Ⅰ.①肺… Ⅱ.①米… Ⅲ.①肺栓塞—防治 Ⅳ.① R563.5

中国国家版本馆 CIP 数据核字（2023）第 034430 号

肺栓塞 2023 观点

策划编辑：邓晓旭 责任编辑：胡 丹 邓晓旭 责任校对：张吲哚 责任出版：张志平

出 版 者　科学技术文献出版社
地　　　址　北京市复兴路 15 号　邮编　100038
编 务 部　（010）58882938，58882087（传真）
发 行 部　（010）58882868，58882870（传真）
邮 购 部　（010）58882873
官 方 网 址　www.stdp.com.cn
发 行 者　科学技术文献出版社发行　全国各地新华书店经销
印 刷 者　北京虎彩文化传播有限公司
版　　　次　2024 年 7 月第 1 版　2024 年 7 月第 1 次印刷
开　　　本　710×1000　1/16
字　　　数　161 千
印　　　张　17.25　彩插 2 面
书　　　号　ISBN 978-7-5189-9950-7
定　　　价　158.00 元

《中国医学临床百家》总序

Preface

韩启德

　　欧洲文艺复兴后，以维萨利发表《人体构造》为标志，现代医学不断发展，特别是从 19 世纪末开始，随着科学技术成果大量应用于医学，现代医学发展日新月异，发生了根本性的变化。

　　在过去的一个世纪里，我国现代化进程加快，现代医学也急起直追。但由于启程晚，经济社会发展落后，在相当长的时期里，我国的现代医学远远落后于发达国家。记得 20 世纪 50 年代，我虽然生活在上海这个最发达的城市里，但是母亲做子宫切除术还要到全市最高级的医院才能完成。我患猩红热继发严重风湿性心包炎，只在最严重昏迷时用过一点青霉素。20 世纪 60—70 年代，我从上海第一医学院毕业后到陕西农村基层工作，在很多时候还只能靠"一根针，一把草"治病。但是改革开放仅仅 40 多年，我国现代医学的发展水平已经接近发达国家。可以说，世界上所有先进的诊疗方法，中国的医生都能做，有的还做得更好。更为可喜的是，近年来我国医学界开始取得越来越多的原创性成果，在某些点上已经处于世界领先地位。中国医生已经不再盲从发达国家的疾病诊疗指南，而能根据我们自己的经验和发现，根据我国自己的实际情况制定临床标准和规范。我们越来越有自己的东西了。

要把我们"自己的东西"扩展开来，要获得越来越多"自己的东西"，就必须加强学术交流。我们一直非常重视与国外的学术交流，第一时间掌握国外学术动向，越来越多地参与国际学术会议，有了"自己的东西"也总是要在国外著名刊物去发表。但与此同时，我们更需要重视国内的学术交流，第一时间把自己的创新成果和可贵的经验传播给国内同行，不仅为加强学术互动，促进学术发展，更为学术成果的推广和应用，推动我国医学事业发展。

　　我国医学发展很不平衡，经济发达地区与落后地区之间差别巨大，先进医疗技术往往只有在大城市、大医院才能开展。在这种情况下，更需要采取有效方式，把现代医学的最新进展以及我国自己的研究成果和先进经验广泛传播出去。

　　基于以上考虑，科学技术文献出版社精心策划出版《中国医学临床百家》丛书。每本书涵盖一种或一类疾病，由该疾病领域领军专家撰写，重点介绍学术发展历史和最新研究进展，并提供具体临床实践指导。临床疾病上千种，丛书拟以每年百种以上规模持续出版，高时效性地整体展示我国临床研究和实践的最高水平，不能不说是一个重大和艰难的任务。

　　我浏览了丛书中已经完稿的几本书，感觉都写得很好，既全面阐述了有关疾病的基本知识及其来龙去脉，又介绍了疾病的最新进展，包括作者本人及其团队的创新性观点和临床经验，学风严谨，内容深入浅出。相信每一本都保持这样质量的书定会受到医学界的欢迎，成为我国又一项成功的优秀出版工程。

　　《中国医学临床百家》丛书出版工程的启动，是我国现代医学百年进步的标志，也必将对我国临床医学发展起到积极的推动作用。衷心希望《中国医学临床百家》丛书的出版取得圆满成功！

　　是为序。

2016 年作于北京

作者简介

Author introduction

米玉红

医学博士、主任医师、硕士研究生导师，首都医科大学附属北京安贞医院急诊危重症中心主任兼党支部书记。

主要研究方向：急性、慢性肺栓塞及肺高压的诊断及治疗。在急性肺栓塞诊断、规范化治疗及出院后的长期随访、各种原因导致的肺高压的诊断及治疗积累了丰富的经验；作为核心组成员参与全国范围内胸痛中心急性肺栓塞诊疗流程的更新；作为主要执笔者撰写《中国心肺复苏专家共识》之静脉血栓栓塞性心搏骤停指南；《中国心肺复苏专家共识》之孕产妇心搏骤停防治救指南；主持全国范围内急诊肺栓塞相关的诊疗水平的横断面调查；参与国际、国内相关研究10余项，发表相关文章40余篇；曾获得2003年北京市优秀共产党员、2016年北京市三八红旗手、2020年北京市优秀思想政治工作者、2019年全国巾帼建功标兵等荣誉。

社会兼职：北京急诊医学学会血栓与止血分会主任委员、北京灾难医学分会及心肺复苏专业委员会候任主任委员、北京女医师协会急诊医学专委会副主委兼党建指导员、中国老年医学会急诊医学分会营养学学术工作委员会主任委员、中国医师协会第四届危重病学组副主任委员、中国老年保健协会心肺复苏专业委员会副主任委员、中华医学会急诊医学分会危重症学组委员、中国医疗保健国际交流促进会血管外科分会血栓与抗凝学组常委、北京医学会血栓与止血分会常委、*Chinese Journal of Traumatology* 编委、《中华急诊医学杂志》编委、《中国急救医学杂志》编委、《医学参考报》心肺复苏学频道副主编、北京健康科普专家等。

前 言
Foreword

　　进入 21 世纪，由肺动脉血栓栓塞症（pulmonary thromboem-bolisis，PTE）和下肢静脉血栓形成（deep venous embolism，DVT）共同构成的静脉血栓栓塞症（venous thromboembolism，VTE）在我国临床医学领域越来越得到重视。但是，通过北京急诊医学学会血栓与止血分会在全国范围内进行的急诊调查发现：临床医师对 VTE 的认识偏差颇大，尤其是对初筛手段的认识不够深入，这严重影响了 VTE 的及早诊断。同时，临床工作中存在着严重漏诊与过诊并存现象。因此，亟待提高广大临床医师对 VTE 的认识，以达到夯实基础及规范诊疗的目的。

　　VTE 作为致死性居第三位的血管性疾病具有极大危害，同时又具有可防、可控、可治的特点。因此，如何评估高危人群？如何及早预防？如何准确判读初筛检查手段的结果？已经成为 VTE 诊治中非常重要的三个环节。鉴于此，笔者基于 20 余年的临床经验撰写了这本书，全书遵循现有指南，但又超越了指南，以期能够真正帮助读者。

　　本书分为七部分，分别阐述 PTE 的初筛手段的准确判断及其在诊断中的意义，PTE 的确诊手段在判断 PTE 病情严重程度及随访中具有的互补价值，PTE 的防控结合凸显其可防、可控、可治的特点，PTE 理念的更新及特殊人群的 PTE 诊治特点，最后一部分是针对 VTE 相关的 100 个问答。本书完全打破了传统的专著编撰思维，以 VTE 特有的可防、可控、可治等特点为切入点，结合笔者精心挑选的临床工作中的典型案例，带领读者对真实病例抽丝剥茧逐一分析。既从临床上认识了 VTE，又梳理了初筛手段的正确解读方法及其在诊断中的真实价值，相信会以独辟蹊径的视角带给读者全新的感受。

笔者通过自己多年的研究，梳理出极具有个性化的 VTE 诊疗理念，建立了系统、灵活、有针对性的 VTE 标准化、个体化及多元化诊疗体系。首次提出 VTE 属于症状而非疾病，旨在强调需要进一步寻找导致栓塞事件的原因。同时，强调将 VTE 视同慢性病，需要长期、系统，以及个性化并重的管理，尤其要加强 PTE 特殊人群患者的管理，避免生搬硬套指南。本书第七部分为科普篇，旨在帮助临床医师做好 VTE 的科普宣传及患者的长期随访工作。

由于笔者水平与能力所限，本书尚存许多不足和值得争鸣的学术观点，敬请广大读者指正和探讨，以共同推进我国 VTE 规范化防治体系的构建。

目 录
Contents

01 警惕陷阱及早诊断——源于对
初筛手段的准确解读

一、PTE 概念及其危险分层的指导意义

1. PTE 概念及其危险分层

肺栓塞是指栓子阻塞到肺动脉引起的一系列病理生理综合征。因为栓子的性质不同又分为血栓栓塞、空气栓塞、羊水栓塞、细菌栓塞、肿瘤栓塞、脂肪栓塞等。临床上最常见的是肺动脉血栓栓塞（pulmonary thromembolism，PTE），PTE 与深静脉血栓形成（deep venous thrombosis，DVT）构成了静脉血栓栓塞症（venous thromboembolism，VTE）。2008 年欧洲心脏病协会（European Society of Cardiology，ESC）在 PTE 的诊断及治疗指南中摒弃了原有的"大块 PTE、次大块 PTE、非大块 PTE"的分类，结合了 PTE 患者的病理生理特点，并在 2014 年及 2019 年 ESC 有关 PTE 的管理中不断完善。而在 VTE 抗凝治疗的相关策略中，2016 年的

AT10 又对 2012 年的 AT9 做了重要补充。

原有对 PTE 的分类如"大块 PTE、次大块 PTE、非大块 PTE"主要是强调脱落血栓体积的大小，但是单纯通过脱落血栓直径来反映栓子对机体的危害程度存在很大的缺陷。对于心肺储备功能差的患者即便是很小的栓子脱落也会出现很明显的症状。为了更全面的从病理生理角度对急性 PTE 的危险程度进行评估，2008 年 ESC 依据 PTE 患者 30 天死亡风险，对 PTE 赋予了危险分层的概念，并在 2014 年 ESC 和 2019 年 ESC 的相关指南中不断完善。截止到目前，PTE 的分类方法主要是依据 PTE 是否伴有血流动力学障碍分为高危 PTE 组、非高危 PTE 组；非高危 PTE 组又以是否合并右室功能不全（Right Ventricular Dysfunction，RVD）或存在心室扩张、心肌细胞受损等证据分为中危 PTE 组和低危 PTE 组。高危组 PTE 定义主要表现以下三种状态：心搏骤停、梗阻性休克（容量充足的前提下，SBP < 90 mmHg 并需要血管收缩药维持 SBP ≥90 mmHg，伴有终末器官低灌注表现）、持续的低血压状态（非新发心律失常、低血容性或脓毒症性休克所致），即 SBP < 90 mmHg 或降低 40 mmHg 持续 15 分钟；中危组 PTE 存在 RVD 和（或）B 型脑钠肽（B-type natriuretic peptide，BNP）、肌钙蛋白 I（troponin T，TNI）升高等证据者；低危组 PTE 患者定义为不存在血流动力学障碍或右室负荷过重或心肌损伤等表现的患者。三组患者中，高危组 PTE 患者危险程度最高，随时会出现猝死，必须住院治疗（如果需要溶栓治疗必须在监护室或抢救室进行，以备

有必要的抢救药品和设备）；中危组 PTE 患者属于血压正常、住院患者比例最高，貌似病情"稳定"的一组患者。但是，千万不要掉以轻心，急性期仍会有 3%～15% 的患者出现血流动力学不稳定甚至恶化或直至死亡，需要住院治疗；低危组 PTE 患者因栓子没有对机体产生明显的病生理影响，风险相对比较低，所以在排除了 Hestia 标准中任何一项之后建议门诊抗凝治疗。在协助判断 PTE 严重程度的手段上，2014 年 ESC 指南在原有的基础上将 PTE 严重程度指数（pulmonary embolism severity index，PESI）及简易的 PTE 严重程度指数（simplify pulmonary embolism severity index，sPESI）纳入危险分层，即在 PESI Ⅲ～Ⅴ级以上或 sPESI > 1 时，伴有 RVD 和 BNP、TNI 升高三者均存在的情况下定义为中高危；但是，即便是 PESI Ⅰ～Ⅱ级或 sPESI = 0，RVD、NT-proBNP/BNP、TNI 升高三者中任何一项阳性时直接定义为中危组。基于 RVD 成为栓子影响患者病生理改变的核心，2019 年 ESC 指南中强调，即便是 PESI Ⅰ～Ⅱ级或 sPESI = 0 时，如果有明确的 RVD 证据时也需要定义为中危组 PTE 患者。

2. Hestia 标准更适合急诊医师快速判断 PTE 患者的风险

决定患者是否住院观察是基于患者当时的表现，如血流动力学或是否存在 RVD 等征象，但是并没有纳入其他潜在的危险因素。这里也为读者推荐 Hestia 标准，帮助读者尽快安全地决定 PTE 患者的去向。只要具备 Hestia 标准中任何一项都需要住院观察 ［Hestia 标准：①患者血流动力学不稳定？②必须进行溶栓或取栓术？③活动性出血或出血高风险。④为了维持 $SaO_2 > 90\%$，吸氧时间 >24 小时？⑤PTE 在抗凝治疗中确诊？因为剧烈疼痛，需要使用静脉止痛药物的时间 >24 小时？⑥由于医疗或社会因素，医院治疗时间 >24 小时？（如感染、肿瘤或者没有相关的支持体系）⑦患者肌酐清除率 <30 mL/min？⑧患者有严重的肝损害？⑨患者是否怀孕？⑩是否有明确的肝素诱导性血小板减少性紫癜？]。很显然，后面四项都是围绕着抗凝治疗相关的出血风险而言的，很容易被临床医师忽视，建议在决定患者离院之前再次评估是否具有抗凝相关出血的风险。

3. 现有的危险分层方法评估方法的可操作性

研究显示 PESI 和 Hesita 对 PTE 患者 30 天死亡率上具有同样的预测价值，但是简洁、客观的 sPESI 比 Hestia 标准具有更高的观察者之间可信度。值得一提的是，RVD 成为判断高危组和非高危组 PTE 患者的分水岭和重要的临床标志物，所以很有必要进一步重新认识右心室有别于左心室的独特之处。可以参考笔者在 2017 年《中华急诊医学杂志》第 8 期总结的右心室相关内容。右心室从胚胎发育、解剖结构、病理生理到临床实践等诸多方面完全不同于左心室，了解右心室特点才能准确地掌握指南中推荐意见的深刻内涵。基于 PTE 主要表现在右心室流出道机械性堵塞合并不同程度的低氧血症诱发的肺血管痉挛共同参与了肺循环阻力增加。所以，解除机械性梗阻及缓解缺氧，最大化降低肺循环阻力即右心室的后负荷，才是 PTE 主要治疗手段的重要原因。

4. PTE 最典型的表现是症状、体征的非特异性

没有任何一个症状是专属 PTE 的独一无二的症状，且 PTE 症状隐匿或者极其不典型，并非均与体征完全一致，甚至可以呈现出无症状 PTE。为了方便理解，列举几个临床病例说明一下。

例 1　中年，女性，主诉"间断胸膜样胸痛 2 周余"。2 天前就诊发现 D-Dimer 两倍以上升高，心电图及超声心动图（UCG）结果完全没有发现异常（略）。既往：体健，否认高血压、糖尿病、下肢静脉曲张等病史。生命体征：T 36.8 ℃，P 66 次/分，RR 18 次/分，BP 130/85 mmHg，SpO_2 100%（FiO_2 21%）。肺动脉增强 CT（computed tomographic pulmonary angiography，CTPA）显示充盈缺损的地方即为血栓（图 1-1）。不同层面的血栓负荷均

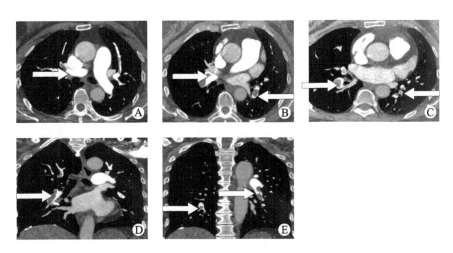

图 1-1　CTPA：CTPA 各个层面均显示双侧肺动脉多发的充盈缺损（白色箭头）

注：图 1-1a ~ 图 1-1c 为 CTPA 不同层面的横断面；图 1-1d、图 1-1e 为 CTPA 的冠状位。

很明显，但是患者并没有出现与血栓负荷相匹配的症状，同样心电图及 UCG 也没有典型的 PTE 表现。这一病例告诉了我们 PTE 具有极大的隐匿性。

例2　中年男性，主因"左下肢肿胀 1 周"来诊，未诉"憋气、呼吸困难或气促"等主观不适。追问患者病史，才提供出 3 天以来存在"爬坡时气促"的表现。既往：体健，否认高血压、糖尿病、下肢静脉曲张等病史。生命体征：T 36.7 ℃，P 138 次/分，RR 18 次/分，BP 148/105 mmHg，SpO_2 95%（FiO_2 21%）。双下肢静脉超声显示：左侧股静脉下段、腘静脉及胫后静脉血栓形成（完全型）。心电图提示窦性心动过速、$S_I T_{III}$（图 1 – 2）；CTPA 显示充盈缺损即为血栓（图 1 – 3）。从生命体征上，患者心率快与心电图相符，但是并没有相对应的主诉。本例再次证实 PTE 患者症状的不典型性和隐匿性。

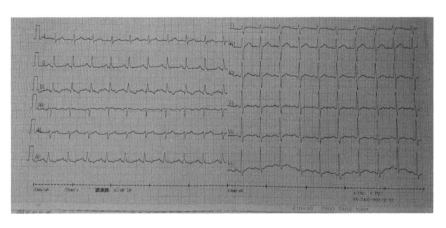

图 1 - 2　心电图提示窦性心动过速，呈现 $S_I T_{III}$ 改变

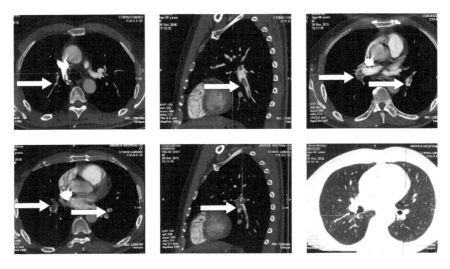

图 1-3 CTPA：CTPA 的横断面、矢状位均显示双肺动脉多发的
充盈缺损，肺窗未见相应部分肺梗死的表现

既然 PTE 患者症状如此不典型，如何尽早通过基本的检查发现 PTE 的蛛丝马迹呢？

二、准确解读初筛手段是尽早确诊 PTE 的前提

PTE 的最大特点是症状或体征的非特异性，真正表现为典型的 PTE"三联征"即胸痛、咯血、呼吸困难同时存在的比例不足23%，所以很容易漏诊甚至误诊。笔者认为，以下几点可以第一时间考虑 PTE：突发心搏骤停、不明原因的晕厥、不明原因活动后呼吸困难、不明原因的肺动脉高压患者等，均应第一时间考虑到 PTE 的可能。对于血流动力学不稳定和血流动力学稳定的患者，2019 年 ESC 有关 PTE 指南已经给予了非常明确的推荐。

本章节将结合患者病例及临床工作中容易忽视的细节重点梳理，PTE 筛查手段的准确判读是及早诊断 PTE 的重要线索。所以，重点帮助医师准确把握知识背后的知识、杜绝僵硬解读检查或检验项目。如 wells 评分作为 VTE 可能性评估存在很多局限，还需要 D-dimer、血气分析、胸片、心电图及 UCG 等五项基本检查进行综合分析。正确理解及准确分析上述基本检查在 PTE 诊断方面的特征性变化及其局限性，对尽早识别 PTE、判断 PTE 变化至关重要。结合五项的综合分析不仅仅是尽快确诊，更重要的是临床医师扎实的基本功和临床综合能力的一种体现。

本节将会重点介绍：初筛手段中各项检查、各个参数的解读及其动态关注的意义。但是需要注意的是，涉及的五项基本检查内容，不完全适合突然出现心跳呼吸停止的急性 PTE 患者——切勿生搬硬套。

1. D-Dimer

作为继发纤溶亢进的重要指标，D-Dimer 虽然不是用于诊断血栓，但是用于 VTE 中的重要意义在于 D-Dimer 虽然不是用于诊断血栓，但是用于 VTE 中的重要意义在于 D-Dimer 的阴性结果对急性 PTE 有重要的排除诊断价值。D-Dimer 是纤维蛋白单体经活化因子 XⅢ 交联后，再经纤溶酶降解产生。作为综合指标，可反映体内血栓形成和纤维溶解情况。需要了解 D-Dimer 的几个特点：基于 D-Dimer 属于动态的复合物，并非单一化合物，所以一次性血栓事件之后，超过 2 ~ 3 个半衰期就有可能降至正常范围；

D-Dimer 代表继发纤溶的启动，患者纤溶功能正常的话，D-Dimer 与血栓负荷成正相关（D-Dimer 与血栓负荷的相关性比其半衰期更为重要）；D-Dimer 是 FDP 中唯一可以反映血栓形成后的血栓自溶或药物溶栓效果的指标，故也可以将 D-Dimer 作为反映筛选新血栓形成、溶栓效果的重要依据。因此，在溶栓治疗会发现 D-Dimer 一度升至数千甚至数万，往往说明溶栓的成功；D-Dimer 检测结果因受不同监测方法、不同危险分层、不同病理及生理状态的影响，所以其阳性结果应考虑以下几个因素，如年龄、活动期肿瘤、创伤或术后患者、感染或炎症性疾病的患者、孕妇或产后女性、是否有 DVT 病史等。因 D-Dimer 受年龄的影响，50 岁以上的患者 D-Dimer 的 cut-off 值需经过年龄进行校正：cut-off 值为年龄（years）× 10 ng/mL。升高了 D-Dimer 的 cut-off 值，会降低 CTPA 的使用概率，但可能会增加亚段 PTE 的漏诊率。所以强调任何检查的特异性都会以降低其敏感性为代价，D-Dimer 同样存在这样的问题。

这是一例以"活动后胸闷、憋气 4 天"来诊的患者，检查 D-Dimer 6 920 ng/mL，CTPA 明确提示了与 D-Dimer 相匹配的血栓负荷量（图 1-4）。

需要注意的是，绝大多数情况下急性 PTE 或 VTE 时，D-Dimer 与血栓负荷量是成正比的前提条件是，必须以具有稳定的纤维蛋白溶解系统为前提。纤溶系统包括纤维蛋白溶解酶（简称纤溶酶）、纤溶酶原激活物与抑制物三个组成部分。纤维蛋白

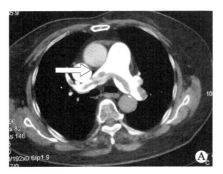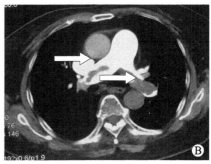

图 1-4 CTPA：CTPA 显示肺动脉主干充盈缺损，形成
骑跨血栓征象（白色箭头处）所示的骑跨血栓

注：A 和 B 均为 CTPA 肺动脉分叉处的横断面。

溶解（简称纤溶）的基本过程可分为纤溶酶原的激活与纤维蛋白的降解两个阶段。其中最重要的抑制纤溶活性的物质是组织型（tissue-type plasminogen activator，tPA）/尿激酶（urokinase-type plasminogen activator，uPA）纤溶酶原激活物抑制物，属于一种内源性抑制剂，其中起着关键作用的是纤溶酶原激活物抑制物-1（Plasminogen activator inhibitor-1，PAI-1）。PAI-1 属于丝氨酸蛋白酶抑制剂家族成员之一，由内皮细胞产生并在肝脏清除。通过与单链、双链 tPA 或双链 uPA 形成 1:1 的复合物而起到灭活 tPA 或 uPA 的作用。而灭活 PAI-1 的因子有活化蛋白 C（APC）与凝血酶。PAI-1 水平升高原因很多，理论上 PAI-1 水平增加导致纤溶过程抑制，D-Dimer 可能也会出现与血栓负荷不一致的现象，如何灵活地运用到临床中，还是从临床实际病例开始。

本例是一位中年女性患者。主诉"活动后胸闷、憋气 20 天，加重伴有晕厥 1 次"入院。既往左下肢静脉曲张病史 3~4 年，无高血压病史，体检发现血小板减少数年。8个月前体检显示血小板计数 85×10^9/L，未行诊治。查体：患者神清，BP 120/70 mmHg，HR 110 次/分，RR 26 次/分，SpO_2 95%（鼻导管吸氧 2 L/min）。双肺呼吸音清，未闻及干湿性啰音。心界无扩大，心音有力，$P_2 > A_2$，律齐，心率 110 次/分左右，各瓣膜听诊区未闻及杂音。腹软，无压痛，肠鸣音 3~5 次/分。左下肢膝关节以下可见下肢静脉曲张，双下肢压陷性水肿。四肢肌力、肌张力正常，病理征未引出。D-Dimer：1 947 ng/mL；纤维蛋白降解产物（FDP）：22.84 μg/mL；纤维蛋白原（FBG）：2.05 g/L；血小板（PLT）：70 G/L；心肌肌钙蛋白 I（cTnI）：0.52 ng/mL；B 型脑钠肽（BNP）：299 pg/mL；乳酸 2 mmol/L。谷丙转氨酶（ALT）：318 U/L；谷草转氨酶（AST）：300 U/L；肌酐（CREA）：74.8 μmol/L；心脏超声右心大，左室缩小（左室舒张末内径 35 mm）；肺动脉主干轻度增宽；三尖瓣反流（重度），反流面积 13.7 cm²，TI 法估测肺动脉收缩压（SPAP）30 mmHg；室壁运动未见明显减低；双下肢静脉超声提示左侧静脉不完全血栓，左侧小腿肌间静脉血栓。心电图：窦性心动过速，不完全右束支传导阻滞，Ⅰ、aVL 导联 S 波，Ⅲ 导联出现 q 波合并 T 波倒置（图 1-5）。CTPA：显示肺动脉充盈缺损，RV/LV > 1（图 1-6，图 1-7）。

治疗方案：因为存在血小板下降、CTPA 血栓负荷大且更倾向于新鲜血栓为主。给予介入吸栓、碎栓治疗并局部药物溶栓治疗策略。

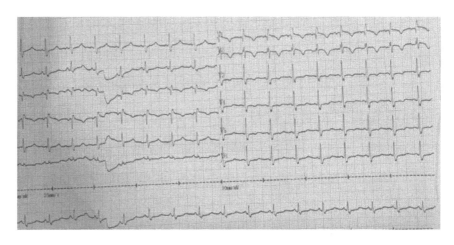

图 1-5　心电图提示明确的 $S_I Q_{III} T_{III}$ 改变

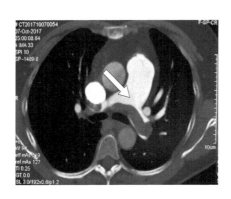

图 1-6　CTPA 显示明确的
充盈缺损

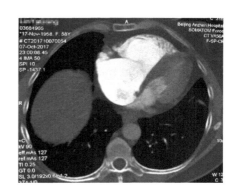

图 1-7　CTPA 的房室瓣水平
显示右心室大于左心室

　　图 1-8 为介入治疗之前影像，造影显示肺动脉分叉处可见明显湍流，右肺动脉主干内可见巨大块状充盈缺损（白色箭头），右肺动脉呈梗阻性改变，右肺动脉肺内分支明显稀疏，右肺实质，特别是右中上叶肺实质灌注明显减低（黑色箭头）。左下肺动脉及其分支未见确切显影，且相应区域肺实质灌注明显减低（黑色箭头）。于主肺动脉及左右肺动脉病变处先后两次缓慢注射 r-tPA

共 20 mg，并于病变部位反复抽吸血栓。图 1 - 9 为治疗结束后再次行肺动脉造影，显示右肺动脉主干内充盈缺损变小，右上肺动脉、右下肺动脉干及其分支较术前显影明显清晰，分支较前增多；左下肺动脉主干及其分支显影清晰，较术前明显改善。手术后序贯药物抗凝治疗，患者自觉憋气症状明显改善，并于治疗 1 周后复查肺动脉 CTPA，血栓负荷明显减轻（图 1 - 10）。

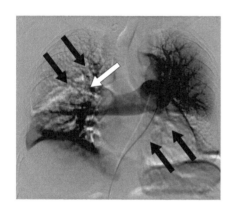

图 1 - 8　介入治疗之前肺动脉造影

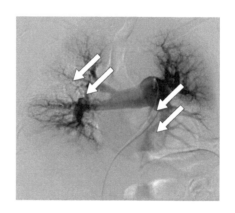

图 1 - 9　介入之后肺动脉造影结果

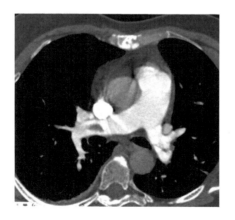

图 1 - 10　介入溶栓治疗后 1 周 CTPA 显示
主干骑跨血栓明显消失，残余少量血栓

　　梳理一下思路，基于患者的血小板减少、CTPA 提示血栓负荷量大，给予介入及溶栓治疗并发现效果显著，间接证明了虽然 20 天病史，溶栓治疗的效果证实肺动脉内的血栓以新鲜血栓为主的判断。有意思的是，既然以新鲜血栓为主，如何解释这么大的血栓负荷为什么与 D-Dimer 明显的不匹配呢？进一步检查发现，患者纤溶酶原激活物抑制物（plasminogen activator inhibitor-1，PAI-1）较正常升高了 3 倍，PAI-1 明显升高就决定了该患者的纤溶功能严重受到抑制。从这例病例还可以看出：血小板减少又是什么原因？凝血过程不断消耗？还是另有原因？该患者最终确诊为抗心磷脂抗体综合征。梳理一下：该例给了我们很多知识点：CTPA 血栓负荷那么大，非常像新鲜血栓，但是 D-Dimer 并没有匹配性升高（CTPA 血栓负荷与 D-Dimer 如何匹配才合适，尚无具体对应关系，目前主要依赖临床中对血栓负荷大小、是否新鲜血栓等而定），应该想到病程长、陈旧血栓为主；或者纤溶功能低下。本例血小板减少，系统溶栓出血风险大，于是考虑介入治疗。但是血小板减少的原因又是什么？临床工作就是这么有意思，每次分析的过程就是一个不断在问自己"是什么？""为什么？""怎么办？"及"好不好"的过程。

　　PAI-1 究竟是一个什么样的物质呢？这里笔者也为读者梳理了 PAI-1 相关知识，帮助大家系统了解 PAI-1 的特性：PAI-1 为纤溶酶原激活物抑制物的重要部分，主要参与抑制 tPA 活性。活化 PAI-1 水平检测比监测 PAI-1 抗原或 PAI-1：t-PA 复合物更重要；PAI-1 水平在继发 APS 中高于原发 APS。PAI-1 水平增加成为 APS

患者高凝的病理基础；PAI-1 水平的增加对纤溶系统的破坏在导致原发或继发 APS 出现高凝状态中发挥重要作用；PAI-1 活性在 24 小时内或者一年四季内有其固有特点：研究发现 PAI-1 在 24 小时内的晨起或者一年内的冬季水平最高（这也就部分解释了为什么晨起或冬季血栓事件较多的原因），并有发现机体内观察到的血栓前因子 PAI-1 晨起水平升高与内源性机制驱动有关，与行为或环境影响相反；PAI-1 出现异常变化与其 4G/5G 基因突变有关，所以抗凝药物对 PAI-1 无影响，即便抗凝治疗 3 个月、12 个月、36 个月，携带 4G 等位基因患者仍然显示高活性的 PAI-1，并不能通过抗凝药物降低其活性。

2. 血气分析

PTE 的血气分析多表现为低氧血症、低碳酸血症。需要注意的是在分析低氧血症时需考虑到患者年龄、基础病、吸氧浓度及动脉血的送血和检查的时间。而二氧化碳分压会受到原有基础肺功能的影响，如慢性阻塞性肺病（chronic obstructive pneumonia disease, COPD）患者，如果基础状态已经为Ⅱ型呼吸衰竭，在合并 PTE 时很可能表现为二氧化碳分压在正常范围。需要补充说明的是，部分 PTE 患者的血气分析也可完全正常，解读基本检查不能过于僵硬。

正常 SaO_2 为 95%～100%，SpO_2 正常值 90%～95%。SpO_2 与动脉血氧分压存在一定的对应关系，可以做出初步判断：粗略对应关系为 SpO_2 93%（PaO_2 约为 70 mmHg），SpO_2 90%（PaO_2 约为 60 mmHg），SpO_2 88%（PaO_2 约为 55 mmHg），SpO_2 ≤85%（PaO_2

约 50 mmHg）。

3. 胸片

典型 PTE 的胸片表现为肺血管纹理变细、稀疏或消失，肺野局部浸润影，以胸膜为基底的实变影，患侧膈肌抬高，胸腔积液，右下肺动脉干增宽，肺动脉段膨隆，右心室增大等征象。上述典型的 PTE 胸片表现同样可以极不典型，而胸片对 PTE 诊断过程中真正的贡献在于，胸片可以帮助临床医师排除类似于 PTE 症状的其他疾病，如急性左心衰竭、气胸、胸腔积液或心包积液等常见导致呼吸困难的疾病。

这是一例 CTEPH 患者胸片表现，可以清晰地看到右下肺动脉增宽（箭头 a）、肺动脉段突出（箭头 b）、右心室增大（箭头 c）等征象（图 1-11）。

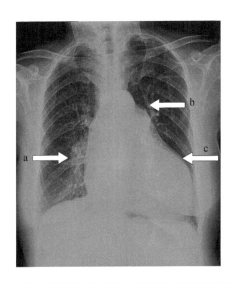

图 1-11 胸片：CTEPH 患者的胸片显示右下肺动脉增宽（a）、肺动脉段突出（b）、右心室增大（c）等征象

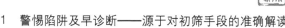

4. 心电图（Electrocardiogram，ECG）

急性 PTE 在 ECG 上表现为以下 3 个方面。

4.1　PTE 在 ECG 的突出表现为三个方面

急性右室负荷过重引起的右心应力应变导致右心在纵隔内的转位（向前、向左转位），从而表现为典型的 $S_I Q_{III} T_{III}$ 征象（约占心电图表现的 12%～23%）或者表现为 $S_I Q_{III} T_{III}$ 之间任何一个或两个的多种组合，如 S_I、$S_I T_{III}$、$Q_{III} T_{III}$、$S_I Q_{III}$ 等；右室扩张后继发心肌损伤的改变（接近休克时表现），如右束支传导阻滞、电轴右偏、顺钟向转位、Ⅱ导联出现肺型 P 波、胸前导联 V_1～V_4 导联 T 波倒置、aV_R 导联 ST 段抬高（极易被误认为左主干病变）伴有 I 导联 ST 段的下降；急性 PTE 导致的低氧，疼痛，焦虑，紧张等可诱发交感进一步激活儿茶酚胺的大量释放。最常见的是窦性心动过速（40%）、各种快速房性心律失常包括房速、房扑、心房纤颤（8%）等。

在 PTE 的所有检查手段中，ECG 属于无创而且随时可以获取的客观检查手段，更重要的是 ECG 的动态观察意义更大，并可以帮助发现很多现象。总结一下 PTE 心电图的表现：最经典是 $S_I Q_{III} T_{III}$、最常见的是窦性心动过速、最容易误诊的是 V_1～V_4 导联 T 波改变或 ST 段异常。其他的如完全或不完全性右束支传导阻滞、肺型 P 波或者心房纤颤也是 PTE 的心电图表现。上述改变可以同时在一位患者的同一时间出现，也可以部分出现或者动态表现出来。可以通过心电图改变估测 PTE 的严重程度。笔者在此推荐 Daniel 心电图评分标准，用于评估 PTE 的严重程度（具体如表 1 - 1）。

表 1 - 1　Daniel 心电图评分标准

项目		结果	评分（分）
心电图特征	窦性心动过速（ > 100 次/分）	有	2
	不完全右束支传导阻滞	有	2
	完全右束支传导阻滞	有	3
	S_I	有	0
	Q_{III}	有	1
	T_{III}	有	1
	$S_I Q_{III} T_{III}$	有	2
胸导联 T 波倒置	V_1 导联	< 1 mm	0
		1 ~ 2 mm	1
		> 2 mm	2
	V_2 导联	< 1 mm	1
		1 ~ 2 mm	2
		> 2 mm	3
	V_3 导联	< 1 mm	1
		1 ~ 2 mm	2
		> 2 mm	3
	V_1 ~ V_4 全部导联	有	4

注：最高分 21 分；评分 > 7 分提示病情危重；≥10 分提示重度肺动脉高压。

因为 PTE 的病理生理特点，加之其在心电图的表现可以多种多样，尤其是出现胸导 V_1 ~ V_4 的 ST-T 改变时，很容易误认为是非 ST 抬高性的心肌梗死。笔者诊治的 PTE 患者，80% 以上存在冠心病的危险因素，并证明了冠心病与 PTE 共享危险因素，尤其是肥胖、吸烟、血脂代谢紊乱、高同型半胱氨酸血症等。所以，心电图很可能会成为一把"双刃剑"，认识不到位的话就会直接导致诊断方向的错误。

从病例来体会 ECG 的"双刃剑"作用吧。这是一例表现为"活动后喘憋 10 天，伴有晕厥 2 次"的患者。既往高血压、吸烟病史，药物控制血压尚可。入院前心电图（图 1-12）：显示 $V_1 \sim V_6$ 导联广泛 T 波倒置等征象；UCG 检查显示：升主动脉 37 mm，右心房 49 mm×55 mm，左心房 37 mm，室间隔 13 mm，左室舒张末横径 43 mm，收缩末横径 27 mm，右心室 30 mm×43 mm，EF 67%，左心室 E/A 107/51 cm/s，三尖瓣最大反流速度 464 cm/s，SPAP 55 mmHg。结合既往史，很容易想到冠心病。入院生命体征：T 36.8 ℃，P 85 次/分，RR 20 次/分，BP 144/103 mmHg，SpO_2 94%（FiO_2 21%）。但是仔细看 ECG 的肢体导联

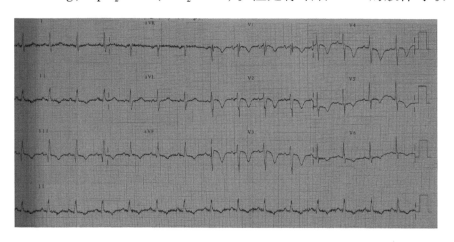

图 1-12　心电图：除了具有 $S_1Q_{\rm III}T_{\rm III}$，重要的是 $V_{1\sim6}$ 导联呈现
广泛 T 波倒置等心肌缺血征象

显示的 $S_I Q_{III} T_{III}$，怎么解释全貌呢？从 PTE 的病理生理改变的角度可以解释，心电图这样的改变是基于右心室流出道梗阻伴有不同程度的缺氧性肺血管痉挛，共同导致了肺循环阻力增加。右心室在后负荷急剧增加时，其解剖学特点就决定了只能以右心室扩张来代偿，而同在一个心包腔内扩大的右心室只能靠室间隔左移缓冲，后果就是左心室受压，舒张受限后影响到系统血压（左心室容积—压力的关系明确符合 Starling 定律），随着病情加重影响冠脉灌注压甚至出现心肌缺血表现。进一步检查，双下肢静脉超声提示右侧股浅静脉、腘静脉及小腿肌间静脉血栓，不完全阻塞；辅助检查如下：CTPA（图 1 - 13）：显示肺动脉主干、左右肺动脉均显示明确的充盈缺损，肺动脉分叉水平显示骑跨血栓的征象；房室瓣水平提示右室明显增大（RV/LV > 1）。

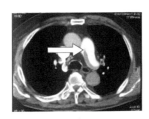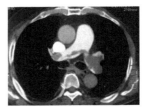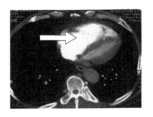

图 1 -13　CTPA：CTPA 各个层面均显示双肺动脉多发的
充盈缺损及房室瓣水平增大的右心室（白色箭头）

注：为 CTPA 不同层面的横断面，依次为做肺动脉主干、肺动脉分叉处和房室瓣水平。

很显然，具有冠状动脉粥样硬化危险因素的患者，出现胸闷、憋气时必须要与 PTE 鉴别。医师在面临着"活动后胸闷、气短"，心电图表现为"前壁缺血或 ST-T 改变"时总是会第一时间想到

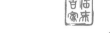

冠心病，甚至直到冠脉造影阴性或者冠脉 CTA 都已经显示了肺动脉充盈缺损才做出 PTE 的修正诊断。这样的事情屡见不鲜，笔者认为可以结合多项指标如 D-Dimer、静息状态下患者表现及心电图其他表现等进行综合分析。对于 PTE 而言，尽管发病率低于冠脉事件，但是我们经常会说，PTE 诊断很容易，难就难在了想不到这个疾病。临床工作中，尽管强调一元化解释病情，但也绝不是非黑即白的，一定会有灰色地带。研究表明 PTE 与冠心病很容易如影相随，可以先后发病，尽管病理生理基础不同但也不能截然分开。PE 之后 3 个月内有较高的 CVD 事件（OR 值 1.28），CVD 之后 PE 风险明显增加，不管有没有 DVT 导致 PE 的风险均会增加，还会表现出左室舒张功能不全的征象。PTE 患者在具有冠脉基础病变的患者更容易出现心肌缺血事件的原因也是很容易理解的，极易同时出现。有研究显示了 3 个月内新发的急性心肌梗死患者，有极强的 PTE 发生风险，这也是 2019 年 ESC 指南中明确将 3 个月内急性心肌梗死作为 PTE 高危因素的重要原因。

笔者在多种场合都会呼吁并梳理 PTE 易被误诊冠心病的多种原因，具体总结如下：①具有类似的基础疾病：老年人、高血压、高血脂、肥胖、吸烟、高同型半胱氨酸血症等；②具有类似的症状：心慌、气短、胸闷、呼吸困难等；③具有类似的体征：呼吸频率增快、心率加快、血压降低等；④具有类似的检验结果：心肌酶增加、BNP/NT-pro BNP 升高、D-Dimer 增高等；⑤具有类似的心电图表现：双刃剑（直接误导的重要原因）；即便误诊为

ACS 时，给予抗凝治疗也会有效，更会增加误诊为 ACS 的概率，但出院后停用抗凝药物症状再发源于抗凝疗程不够。

动态观察心电图变化在诊断及治疗方面均具有非常重要的意义，笔者将会重点在此处为读者介绍。

4.2 动态观察 ECG，在 PTE 的鉴别诊断意义

这是一例"心肺复苏术后，疑似急性冠脉综合征"转入我院的患者。完整看完之后会对理解动态 ECG 变化的重要意义理解更加透彻。尤其是完全没有 PTE 征象，又如何通过追踪复苏后患者的 ECG 变化，及早找到确定诊断方向呢？这是一例 56 岁，男性，主诉"胸痛 3 天，突发呼吸困难伴有意识丧失"，外院行心肺复苏术后转诊的患者。2 周前髌骨骨折外固定，术后接受正规的抗凝治疗，活动基本没有受限。既往有"高血压、糖尿病"的患者，转院后第一份心电图提示心动过速，胸导广泛的 ST-T 改变（图 1-14）。UCG 未见明显右心负荷过重的表现，左心未见明显异常。

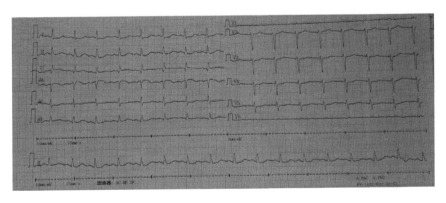

图 1-14 ECG 提示心动过速，胸导广泛的 ST-T 改变

　　看到这样的 ECG，大家会想到什么？是 PTE？还是急性心肌梗塞？经过一系列 ECG 分析之后（后面会具体阐述），第一时间选择了 CTPA（图 1-15），明确证实为急性 PTE（高危）。为了证实本次事件源于 PTE 而非急性冠脉事件，行冠脉 CTA 检查显示右冠状动脉及前降支管壁增厚伴钙化，管腔轻度狭窄，病源性质考虑为动脉粥样硬化右冠状动脉开口（图 1-16）。

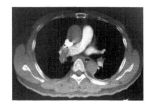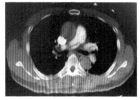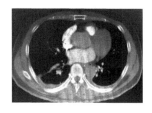

图 1-15　CTPA 显示：左右肺动脉主干均可见明显的充盈缺损；
显示伴有双下肺胸膜反应

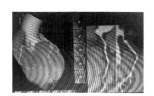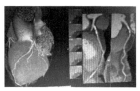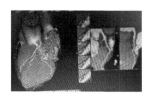

图 1-16　冠脉 CT 右冠状动脉及前降支管壁增厚伴钙化，管腔轻度
狭窄，病源性质考虑为动脉粥样硬化右冠状动脉开口

　　看到这里似乎已经结束，实际上在诊断过程中还是有一定分歧，之所以坚持第一时间行 CTPA 而非冠脉 CTA，重要的是源于对患者全程的 ECG 系统梳理。

　　回顾 24 小时前转入我院抢救室时 ECG，显示 V_I 导联以 S 波为主，aVR 导联 ST 段抬高，胸前导联的 T 波低平，明显的 $S_I Q_{III} T_{III}$（图 1-17）。

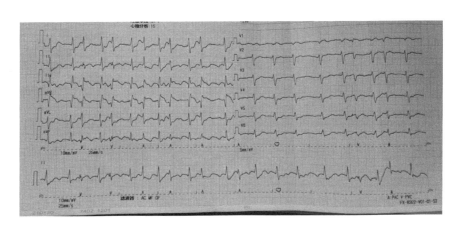

图 1-17 转入我院抢救室心电图：V₁ 导联以 S 波为主，aVR 导联
ST 段抬高，胸前导联的 T 波低平，明显的 $S_IQ_{III}T_{III}$

如图 1-17 所表现出 2 个突出特点：快速心律失常，各种形式的房性心动过速（房扑、心房纤颤等），变化非常快；右心室急性应力应变表现，非常快以至于恢复窦律时只遗留了 $S_IQ_{III}T_{III}$，所有变化均在 3 小时内完成。唯一一个既往史是 2 周前髌骨骨折、外固定病史并接受了预防性抗凝治疗。众所周知，下肢骨折是 VTE 强的危险因素，可以增加 VTE10 倍以上风险。但是当看到第一份 ECG 时是否也能做到这样的诊断呢？CTPA 证实为左右肺动脉主干的充盈缺损、有肺梗死的迹象。同时 CTA 也证实了右冠钙化，无狭窄；前降支钙化未见狭窄。

再继续看一下院外复苏过程中的 ECG（图 1-18～图 1-28），回顾一下发病之前的 ECG 变化（图 1-18）。

图 1-18 提示 CPR 后第 1 张 V₁ 导联 rR，V₁～V₆ 偏宽的 QRS 波，I 导联 S 波加宽，III 导联之前有 Q 波且 QRS 加宽，II 导III 导

aVF 的 T 波倒置，节律 150 次／分，2：1 的房扑（并非窦性心律）。

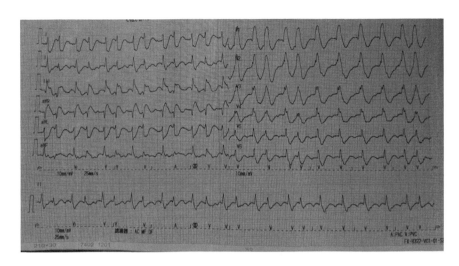

图 1－18 CPR 后第一份 ECG

CPR 第二份 ECG 显示频发房早；aVR 导联 ST 段抬高 >0.2 mV，胸前导联 T 波貌似低平（图 1－19）。

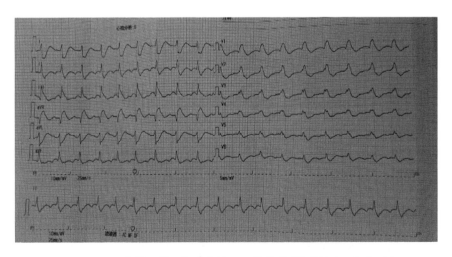

图 1－19 心电图：提示频发房早；aVR 导联 ST 段抬高 >0.2 mV，
胸前导联 T 波貌似低平

继续观察，几分钟之后，演变为心房纤颤。V_1 呈现 QR，胸前导联为宽大畸形的 QRS 波，Ⅰ 导 S 波加深加宽。提示出现室内传到阻滞（图 1-20）。

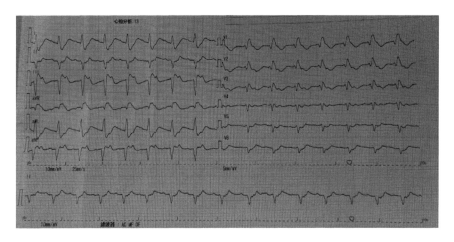

图 1-20　心电图：心电图提示 V_1 呈现 QR，胸前导联为宽大畸形的 QRS 波，Ⅰ 导 S 波加深加宽。提示出现室内传到阻滞

数分钟之后，恢复窦律。胸导 QRS 波依然很宽，表现为右束支传导阻滞及室内阻滞的迹象（图 1-21）。

恢复窦律下，HR 100 次/分，aVR 的 ST 依然是抬高的，V_3 导联已经是 S 波占主体，但是 V_6 的 R 和 S 向量是相等的（提示明显的顺钟向转位），Ⅰ 导联的 S 波，没有Ⅲ导联的 q 波，但是 T 波倒置；Ⅱ导和 aV_F 导联 T 波倒置（图 1-22）。

此时 CK-MB 及 BNP 高，D-Dimer 14 000 ng/mL，很显然，CPR 术后的连续 ECG 结果显示不同病理机制下会有不同的心电图表现，20% 的 PTE 患者 ECG 可以完全正常。临床可能性评分里面

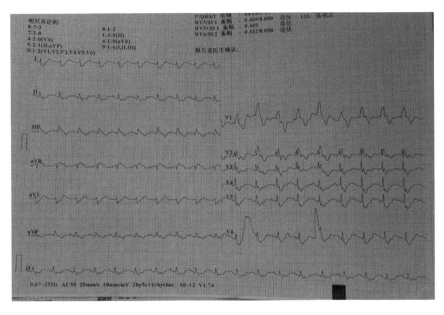

图 1-21　心电图：心电图显示恢复窦性心率，
右束支传导阻滞及室内阻滞的迹象

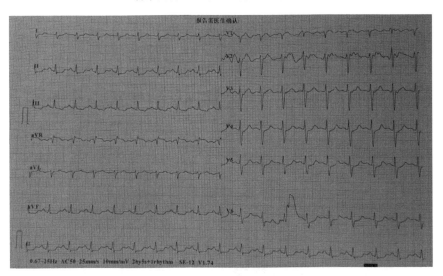

图 1-22　心电图：心电图提示已恢复窦律，HR 100 次／分，aVR 的
ST 抬高，V₃ 导联 S 波占主体，V₆ 的 R 和 S 向量相等（提示明显的
顺钟向转位），Ⅰ 导联的 S 波，Ⅲ 导联、Ⅱ 导和 aVF 导联 T 波倒置

非常重要的一项（HR > 100 次/分）、sPESI 中 HR > 110 次/分也是评估 PTE 病情严重性非常重要的部分。

4.3 动态观察 ECG，在 PTE 的治疗意义

动态观察心电图有利于判断 PTE 的治疗效果：相比单次心电图，动态观察心电图更能够体现治疗（无论抗凝治疗还是溶栓治疗）的效果。病情缓解在心电图的表现可以为：心率减慢、原有的右心室负荷过重的表现完全或部分消失。

这是一例中年女性患者。因"胸闷、气短 15 小时，伴有晕厥一次"住院。既往：双下肢静脉曲张病史，无高血压、糖尿病、血脂代谢紊乱等疾病病史。入院后给予抗凝治疗，随着症状好转出现后续动态心电图变化（按照时间顺序变化：$S_I Q_{III} T_{III}$ 逐渐消失、胸导联 T 波逐渐由倒置演变为双相和直立，具体如图 1 - 23 ~ 图 1 - 28 显示入院后、溶栓前后的动态变化）。

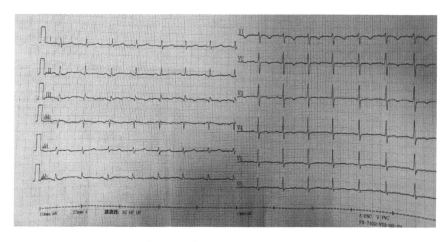

图 1 - 23　心电图：心电图显示（入院时）窦性心动过速，
$S_I Q_{III} T_{III}$、胸导联 T 波倒置或双相

除了上面的变化之外，接受溶栓治疗前后，PTE 患者心电图的变化提示溶栓治疗成功的表现还有胸导联 T 波加深，下面介绍典型案例。

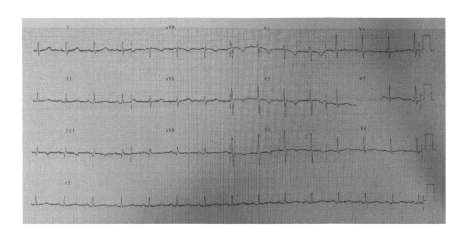

图 1-24　心电图：心电图显示（系统溶栓治疗前）窦性心动过速，S₁Q_ⅢT_Ⅲ进一步加深、胸导联 T 波倒置或双相

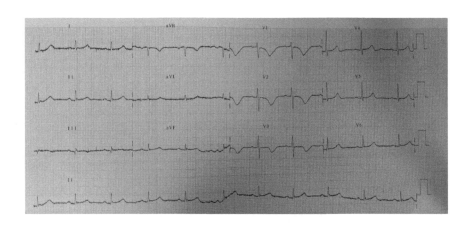

图 1-25　心电图：心电图显示（系统溶栓治疗 2 小时）心率减慢，S₁T_Ⅲ消失、Q_Ⅲ变浅，胸导联 V₁～V₃ T 波明显倒置

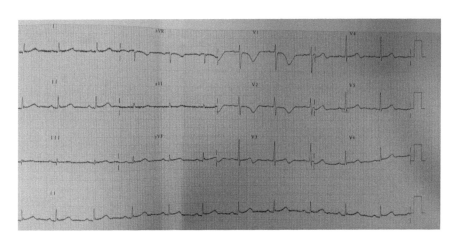

图 1 -26 心电图：心电图显示（系统溶栓治疗 24 小时）
胸导联 V_1 到 V_3 T 波倒置顺序变浅

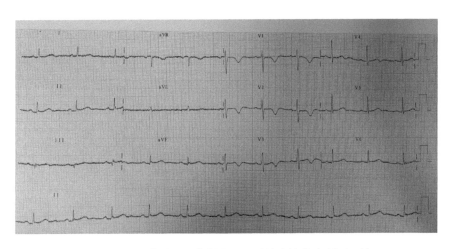

图 1 -27 心电图：心电图显示（系统溶栓治疗 48 小时）
胸导联 V_1 到 V_3 T 波倒置进一步缓解

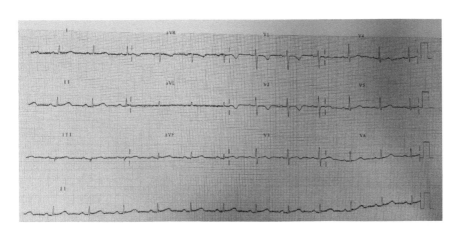

图 1-28　出院前 ECG

溶栓前心电图表现，如图 1-29 ~ 图 1-31 所示：

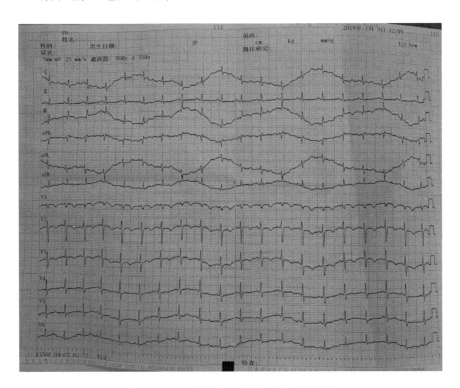

图 1-29　心动图提示 ECG 窦性心动过速

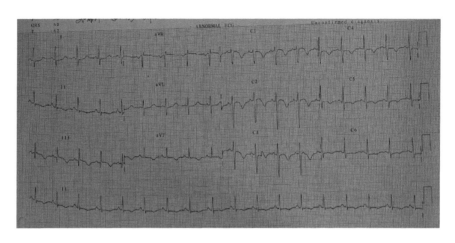

图 1-30　心动图提示溶栓前，S₁Q∭T∭及胸导联 T 波明显加深

　　溶栓后心电图显示（图 1-31），胸导 T 波进一步加深、加宽。出现这样的改变时患者主观症状明显缓解，提示溶栓成功，心电图出现上述改变的具体机制尚不清楚，推测可能与心肌复极延迟有关。

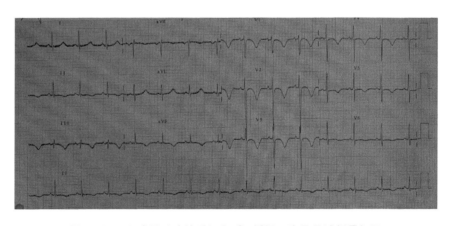

图 1-31　心动图（溶栓后）S₁Q∭缓解，胸导 T 波倒置加深

5. UCG

UCG 在 PTE 中表现可以有直接征象和间接征象。血流动力学不稳定时，UCG 具有重要的 PTE 确诊价值（无论是直接征象还是间接征象）；血流动力学稳定时，UCG 虽然不具有确诊价值，但具有重要的鉴别诊断意义。如区别是否存在心包填塞、急性瓣膜功能障碍、严重的全心功能障碍或区域性左室功能障碍、主动脉夹层，或血容量不足等情况。

5.1 直接征象

右房、右室、甚至肺动脉可直接探及血栓（图 1-32），UCG 的四腔心层面显示右心布满了血栓，白色箭头指向右心房，灰色箭头指向右心室）。

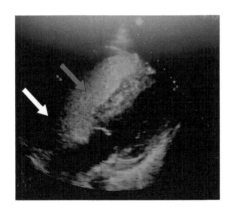

图 1-32 UCG 四腔心层面显示右心布满了血栓：右心房充盈缺损
（白色箭头）及右心室（灰色箭头）

5.2 间接征象

右室扩大、右肺动脉直径增加、左室内径减小，室间隔运动异常，右室壁运动减弱，三尖瓣反流峰值速度 >2.5 m/s。但其特异性低，小的肺动脉血栓栓塞常无上述表现，并受原有的心脏、肺部基础情况的影响，所以存在一定的局限性。经胸心脏超声无创、可重复好可以帮助临床医师动态观察 PTE 患者的病情，常用的指标有肺动脉收缩压、三尖瓣反流峰速、三尖瓣压差、肺动脉横径、右室横径/左室横径（RV/LV）比值等。当出现肺动脉收缩压≥30 mmHg，三尖瓣反流峰速 >2.5 m/s，三尖瓣反流压差 >30 mmHg，肺动脉主干 >30 mm，急性右心室扩张（RV/LV >1）等证据时具有非常重要的意义。UCG 提示右心室后负荷过重或 RVD。UCG 反映 RVD 主要的指标包括：肺动脉射血加速时间 <60 ms；收缩期峰值与三尖瓣梯度 <60 mmHg（'60/60'信号），或出现 McConnell 信号；长轴显示右心室增大，RV/LV >1；短轴显示室间隔变平；下腔静脉扩张并随吸气塌陷；三尖瓣收缩期位移 <16 mm，或三尖瓣环收缩峰值速度降低（ <9.5 cm/s）；三尖瓣反流速度 >3.8 m/s；三尖瓣收缩峰压差 >60 mmHg 等。UCG 还可以提供肺动脉压力及慢性栓塞性肺动脉高压的相关信息如肺动脉压力及右室壁厚度等。

5.3 UCG 的局限

尽管 UCG 具有可以探及急性 PTE 的直接征象如右心漂浮血栓、肺动脉血栓的特点，也可提供间接征象如右室扩大、肺动脉增宽、RVD、三尖瓣反流及肺动脉高压等证据。但需要注意的是，并非所有 PTE 均有 UCG 的阳性表现（UCG 的阴性预测值为

40%～50%），所以 UCG 正常不能排除 PTE。

5.4　UCG 检测到节段性室壁运动异常——一定是心梗？

UCG 检测到节段性室壁运动异常，通常会被认为是存在心肌梗塞。但是，有时候需要鉴别回报的检查结果是否与现有症状有关，现有的检查提示常见的疾病时还可能是其他什么疾病？所以，临床工作久了，难免会不断提出一些问题，这也是一个值得深思的问题。

还是看一个病例吧。这是一例主诉"活动后胸闷、憋气 3 天"入院的中年女性患者，既往存在高血压、糖尿病病史，服药控制自述尚可。入院前 UCG 检查结果：左心室前壁运动幅度及增厚率减低，主动脉窦部 48 mm，左心室舒张末期 48 mm，收缩末期 29 mm，EF 55%，室间隔厚度 12 mm，左心室 E/A 75/86 cm/s，右心室 29 mm，收缩期三尖瓣房侧少量反流信号，TRVmax：260 cm/s，TI 法估测 SPAP：31 mmHg。UCG 结果提示存在节段性室壁运动异常。血气分析正常，凝血检查：D-Dimer 3 200 ng/mL。医师接诊后考虑冠心病行冠脉 CTA 检查，结果（图 1 - 33），未见明显异常。

在排除了冠心病之后，看看该患者的 CTPA 检查（图 1 - 34），明确提示肺动脉内充盈缺损，证实 PTE 存在。

本例误导医师最大的可能是有冠心病易患因素和 UCG 显示的节段性室壁运动异常，相信这样的问题并不少见，节段性室壁运动异常并非都意味着是心肌梗死。所以有必要详细了解一下节段

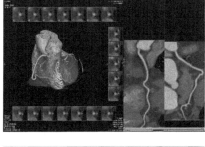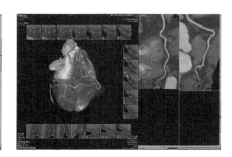
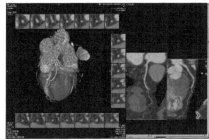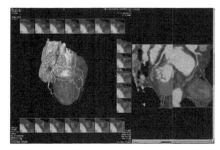

图 1-33　冠脉 CTA

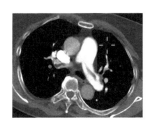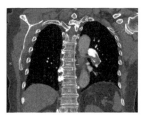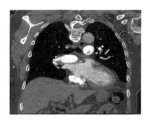

图 1-34　分别为 CTPA 的横断面（肺动脉分叉处）、
左肺动脉冠状位及右肺动脉冠状位

性室壁运动异常的真正含义。

室壁运动异常都见于那些现象呢？笔者在此梳理供读者参考：

（1）室壁"牵累"现象：即邻近室壁运动对该节段的牵累而造成的假象。如正常心肌节段受邻近反常运动节段的牵拉向外运动造成缺血的假象。如运动异常的室壁受其邻近运动增强节段的牵拉向心腔运动以致掩盖了运动异常的本质。

（2）非缺血性室间隔运动异常：①右室容量负荷过重：室间隔呈现为矛盾运动，但收缩期增厚率正常是鉴别的要点。②心脏手术后室间隔也呈现为矛盾运动，然而室间隔收缩期增厚率正常，并可追溯有心脏手术病史。③完全性左束支传导阻滞（LBBB）：当出现 LBBB 时可观察到心室壁的运动受心电除极异常的影响。UCG 发现 LBBB 患者有室间隔的运动异常。④预激症候群（WPW）：B 型预激症候群 UCG 也可见类似 LBBB 的室间隔异常运动，即除极开始室间隔快速短暂向后运动，收缩中期向前运动收缩，晚期又向前运动。室间隔增厚率正常结合心电图典型的 WPW 症候群图形可以鉴别。⑤右心室起搏也可见类似 LBBB 的室间隔运动异常。若起搏电极位于右室流出道的整个收缩期室间隔向前运动。如起搏电极位于右室心尖处仅可见收缩期室间隔短暂快速地向后运动。

（3）特发性扩张性心肌病：特发性扩张性心肌病虽然呈弥漫性对称性收缩减弱，有时也可出现节段性收缩异常。

（4）肥厚性心肌病：有其特征性形态学改变，如出现节段性收缩异常应考虑是否伴发冠心病。

（5）急性心肌炎：可见节段性室壁运动异常、心肌酶谱升高，鉴别的关键是运动异常的室壁节段与冠脉灌注的相应节段无相关性。需要进一步结合病史、发病年龄、症状及心电图演变过程可以鉴别。

日常工作中所见的冠心病所描述的节段性室壁运动异常，其实更注重的是室壁增厚率的异常，也就是局部收缩的减弱，因为单纯活动度的异常，会受很多其他因素影响。

笔者在此呼吁，PTE 很容易误诊为冠心病时，当然存在对 UCG 部分信息解读的不准确。同时，本例的另一个信息点就是 D-Dimer 支持患者 PTE 可能性的敏感信号。设想一下，急性冠脉综合征的主要机制是在严重狭窄的冠脉不稳定的斑块破裂后，继发血管内皮损伤进而启动凝血瀑布反应，血栓形成进一步加重血管的阻塞甚至完全闭塞，本已狭窄的冠状动脉不会出现太大的血栓负荷，所以这么高的 D-Dimer 水平就不好用冠脉事件来解释了。同时也能更好理解 D-Dimer 在胸痛中心患者中，如果 D-Dimer 在 24 小时内急剧升高的心血管疾病中，首先需要鉴别主动脉夹层和 PTE，而不是急性心肌梗死。

本章重点梳理了貌似很简单的几项临床初筛检查，如果认识不透彻的话一定会埋下很多隐患，基础知识不扎实或对疾病缺乏系统的认识，均会增加误诊或漏诊的概率，甚至给患者造成不必要的经济损失。再次强调，临床必须结合疾病的病理生理，没有扎实的医学基础知识，拥有高新尖的技术可能带来的就不是益处了，很可能是一场灾难。

总结：PTE 的诊断不难，难就难在了 PTE 的症状、体征的高度非特异性，很容易漏诊。所以，本章节重点是通过结合临床中的案例，重点强调了心电图、血气分析、D-Dimer、胸片及 UCG

五项最基本的检查在初筛 PTE 时的意义及解读技巧，相信会对读者有所帮助。

参考文献

1. SILVERSTEIN MD, HEIT JA, MOHR DN, et al. Trends in the incidence of deep vein thrombosis and pulmonary embolism: a 25-year population-based study. Arch Intern Med. 1998, 158(6): 585 – 593.

2. NAESS IA, CHRISTIANSEN SC, ROMUNDSTAD P, et al. Incidence and mortality of venous thrombosis: a population-based study. J Thromb Haemost. 2007, 5 (4): 692 – 699.

3. KONSTANTINIDES SV, TORBICKI A, AGNELLI G, et al. 2014 ESC guidelines on the diagnosis and management of acute pulmonary embolism. Eur Heart J, 2014, 35 (43): 3033 – 3069.

4. TORBICKI A, PERRIER A, KONSTANTINIDES S, et al. Guidelines on the diagnosis and management of acute pulmonary embolism: the Task Force for the Diagnosis and Management of Acute Pulmonary Embolism of the European Society of Cardiology (ESC). Eur Heart J. 2008, 29(18): 2276 – 315.

5. KONSTANTINIDES SV, MEYER G, BECATTINI C, et al. 2019 ESC Guidelines for the diagnosis and management of acute pulmonary embolism developed in collaboration with the European Respiratory Society (ERS): the task force for thediagnosis and management of acute pulmonary embolism of the European Society of Cardiology (ESC). European Heart Journal, 2019, 00: 1 – 61.

6. KEARON C, AKL EA, COMEROTA AJ, et al. Antithrombotic therapy for VTE disease: Antithrombotic Therapy and Prevention of Thrombosis, 9th ed: American College of Chest Physicians Evidence-Based Clinical Practice Guidelines. Chest, 2012, 141 (2 Suppl): 419S – 494S.

7. KEARON C, AKL EA, ORNELAS J, et al. Antithrombotic Therapy for VTE Disease: CHEST Guideline and Expert Panel Report. Chest. 2016 Feb; 149(2): 315 – 352.

8. ONDAG W, HIDDINGA BI, CROBACH MJ, et al. Hestia Study Investigators. Hestia criteria can discriminate high-from low-risk patients with pulmonary embolism. Eur Respir J, 2013, 41(3): 588 − 592.

9. QUEZADA CA, BIKDELI B, VILLÉN T, et al. Accuracy and Interobserver Reliability of the Simplified Pulmonary Embolism Severity Index Versus the Hestia Criteria for Patients With Pulmonary Embolism. Acad Emerg Med, 2019, 26(4): 394 − 401.

10. 米玉红. 右心室功能——从解剖、病生理到临床实践. 中华急诊医学杂志, 2017, 26(8): 839 − 850.

11. BOLLEN L, PEETERMANS M, PEETERS M, et al. Active PAI-1 as marker for venous thromboembolism: case-control study using acomprehensive panel of PAI- 1 and TAFI assays. Thromb Res, 2014, 134(5): 1097 − 1102.

12. SCHEER FA, SHEA SA. Human circadian system causes a morning peak in prothrombotic plasminogen activator inhibitor- 1 (PAI- 1) independent of the sleep/wake cycle. Blood, 2014, 123(4): 590 − 593.

13. YOUNG ME. PAI at breakfast (whether you like it or not). Blood. 2014, 23, 123(4): 466 − 468.

14. N K SINGH, A GUPTA, DIBYA R BEHERA, et al. Elevated plasminogen activator inhibitor type-1 (PAI-1) as contributing factor in pathogenesis of hypercoagulable state in antiphospholipid syndrom. Rheumatol Int, 2013, 33(9): 2331 − 2336.

15. INCALCATERRA E, MELI F, MURATORI I. et al. Residual vein thrombosis and onset of post-thrombotic syndrome: influence of the 4G/5G polymorphism of plasminogen activator inhibitor-1 gene. Thromb Res, 2014, 133(3): 371 − 374.

16. 王丹丹, 李雅敏, 米玉红. 急性肺栓塞患者规范抗凝中复发的特征及其相关因素. 中国急救医学, 2020, 40(3): 222 − 228.

17. YUHONG MI, SHUFENG YAN, CHUNSHENG LI. Venous Thromboembolism has the Same Risk Factors as Atherosclerosis: A PRISMA-Compliant Systemic Review and Meta-Analysis. Medicine (Baltimore), 2016, 95(32): 4495.

18. SØRENSEN HT, HORVATH-PUHO E, LASH TL, et al. Heart disease may be a risk factor for pulmonary embolism without peripheral deep venous thrombosis. Circulation,

2011, 124: 1435 –1441.

19. HUERTA C, JOHANSSON S, WALLANDER MA, et al. Risk factors and shortterm mortality of venous thromboembolism diagnosed in the primary care settin in the United Kingdom. Arch Intern Med, 2007, 167: 935 –943.

20. BEEMATH A, STEIN PD, SKAF E, et al. Risk of venous thromboembolism in patients hospitalized with heart failure. Am J Cardiol, 2006, 98: 793 –795.

21. ZUIN M, RIGATELLI G, FAGGIAN G, et al. Short-term outcome of patients with history of significant coronary artery disease following acute pulmonary embolism. Eur J Intern Med, 2016, 34: e16 –e17.

22. HAHNE K, LEBIEDZ P, BREUCKMANN F. Impact of d-Dimers on the Differential Diagnosis of Acute Chest Pain: Current Aspects Besides the Widely Known. Clin Med Insights Cardiol, 2014, 19(2): 1 –4.

23. NAZERIAN P, MUELLER C, SOEIRO AM, et al. Diagnostic Accuracy of the Aortic Dissection Detection Risk Score Plus D-Dimer for Acute Aortic Syndromes: The ADvISED Prospective Multicenter Study. Circulation, 2018, 16, 137(3): 250 –258.

02 综合判断：CTPA 与肺灌注结果的互补价值

一、CTPA 及 V/Q scan 在 PTE 诊断及治疗中价值

随着肺动脉增强 CT(computed tomographic pulmonary angiography，CTPA）影像技术的不断成熟及其在 PTE 诊断价值的认识不断地深入，我国绝大部分三甲医院的急诊可以 24 小时提供这项检查，无疑大大增加了急诊医师对 PTE 的确诊率。同时，影像技术的不断提升及放射剂量的不断调整，2019 年 ESC 指南 CTPA 和肺通气灌注显像（V/Q 显像）或单光子发射计算机断层成像术（Single-Photon Emission Computed Tomography，SPECT）作为 PTE 的诊断手段非常明确，各大指南推荐可以取代传统的肺动脉造影、不再建议使用肺动脉增强核磁（magnetic resonance pulmonary angiography，MRPA）。同时推荐低剂量的 CTPA 或者肺灌注通气显像（Ventilation/perfusion，V/Q scan）可以适用于孕期、哺乳期女性。

1. CTPA CTPA 诊断 PTE 分为直接证据和间接证据

1.1 直接证据或间接证据

CTPA 检查可以直接看到肺动脉血栓堵塞的部位及血栓负荷的程度（如图 2 - 1 所示，肺动脉及右肺动脉内明确的充盈缺损，高度提示漂浮血栓）。间接证据为右心增大、肺动脉增宽等（如图 2 - 2 和图 2 - 3 所示，测量到肺动脉直径，如果肺动脉直径 > 30 mm 视为肺动脉增宽）。

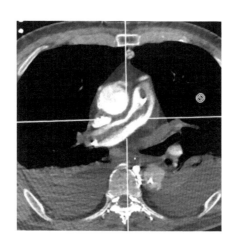

图 2 - 1 CTPA 显示右肺动脉主干明显的充盈缺损，双侧胸腔积液及双肺膨胀不全

1.2 重点观察 CTPA 的层面

肺动脉左、右分支水平（图 2 - 2、图 2 - 3 观察血栓存在的位置及肺动脉直径 > 30 mm）、肺动脉分叉水平（图 2 - 4，是否存在骑跨血栓）及房室瓣水平（或重组四腔心水平）（如图 2 - 5 所示若 RV/LV > 1，提示右心室扩张），如果前三个水平均没有看到明确的血栓，则选择血栓堵塞明显的层面和房室瓣水平（或重组四腔心水平）即可。

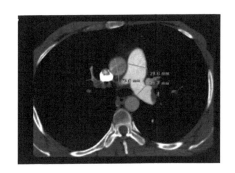

图2-2 左肺动脉水平

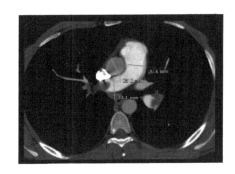

图2-3 右肺动脉水平

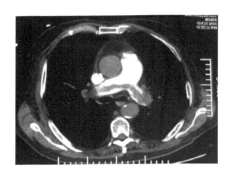

图2-4 肺动脉分叉水平

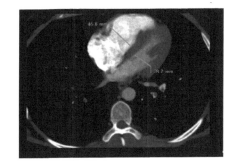

图2-5 房室瓣水平

1.3 CTPA 提供的其他信息

CTPA 除了可以提供 PTE 的直接和间接证据外，还可以提供其他重要的信息。如，判断是否合并肺内占位或胸膜病变、判断患者对急性期治疗的反应。（图2-6）为溶栓前 CTPA 显示右心室明显大于左心室：RV/LV > 1 及溶栓后 CTPA 右心室缩小的征象（图2-7）。

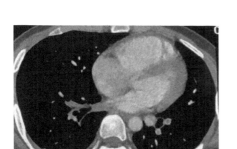

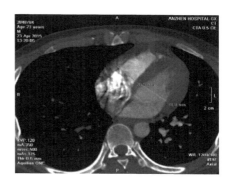

图 2-6 溶栓前 CTPA 显示
右心室明显增大

图 2-7 溶栓后 CTPA 显示
右心室明显缩小

　　必须提醒的是，RV/LV 作为 CTPA 体现 RVD 重要的征象，与 PTE 患者的血栓负荷有关。但是，并非所有患者的临床表现都与血栓负荷呈现正比的关系。左心衰竭是 PTE 患者高危人群，当左心衰竭合并 PTE 时，相关指标需要具体分析，不能僵硬解读。笔者曾经对比过左心衰竭的患者一旦出现 PTE 时，RV/LV 的变化与血栓负荷量之间就失去了对应的关系，详见 2018 年第 10 期《中国急救医学杂志》的"关于心力衰竭合并急性 PTE 时血栓负荷与临床表现相关性研究"。心力衰竭或 COPD 都是明确的 PTE 高危人群，合并 PTE 时诊断存在很大的难度。一般来讲，当存在终末期心衰或终末期 COPD 患者，一旦出现不能用原有基础疾病解释的呼吸困难时即应想到合并 PTE，但是临床诊断并非易事。对于存在心力衰竭患者，再次出现呼吸困难时如何诊断 PTE？即便是第一时间想到 PTE，肺灌注通气显像提示存在 PTE 高度可能时，如何确定本次就诊或者本次住院的主要矛盾？笔者曾经总结了 3 例心力衰竭患者的诊断过程，发表在 2018 年第 10 期《中国急救医学杂志》的文章，题为"心力衰竭合并 PTE 的诊断思路：附 3 例报道"，供读者参考。

2. V/Q scan 成为诊断或排除 PTE 的有效的诊断手段

2.1 V/Q scan 特点

V/Q scan 具有低辐射、适合年轻人或存在肾功能不全的患者等优势。V/Q scan 不像 CTPA 那样随时提供给临床，故其应用受到很大的限制。同时，受肺内病变的影响，且使用 PIOPED 诊断标准只能报告为正常、低度可能、中度可能或高度可能等几个提示，还需要结合临床诊断。依据血栓所在的位置，有时候需要 CTPA 和 V/Q scan 同步进行，表现程度并非绝对一致。还是举例说明一下，这是一例明确通过 CTPA 确诊为 PTE 患者，其 V/Q scan 影像结果（图 2-8）。

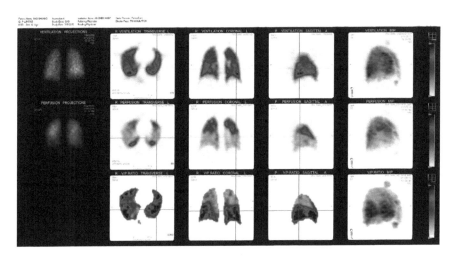

图 2-8　V/Q scan 典型的 PTE 患者图像，各个层面中（彩图见彩插 1）

注：第一排分别为同一层面的横断面、冠状位及矢状位的肺通气显像，第二排为三个体位的肺灌注显像，第三排为三个体位的融合现象（深紫色的部分显示灌注与通气不匹配部分）。颜色越重、不匹配的程度越重、肺灌注受损的程度越明显。

2.2 V/Q scan 在 PTE 患者院外随访的作用

笔者多年来用于门诊患者的随访取得了大量可靠的数据。一般急性 PTE 经过治疗 1～3 个月症状基本完全消失，80% 以上的患者肺动脉压力都会恢复正常，CTPA 也失去了其观察的意义（CTEPH 除外）。所以通过主观表现判断患者恢复情况显然失去了说服力。笔者通过随诊抗凝治疗半年和 1 年的 V/Q scan 检查（图 2-9，图 2-10），客观反映了患者抗凝治疗的效果。

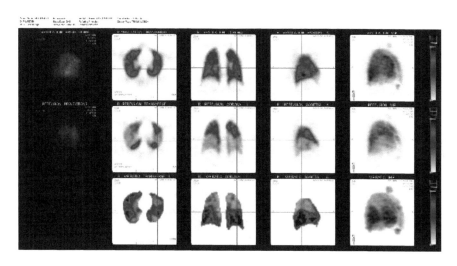

图 2-9 治疗半年的动态变化（彩图见彩插 2）

笔者在长期的 PTE 患者的长期随访中发现，V/Q scan 可以帮助临床医师判断院外抗凝治疗效果，同时也可以协助医师判断 PTE 患者治疗中是否存在复发，尤其是无症状复发的存在。

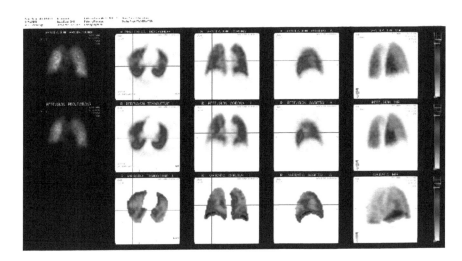

图 2 - 10　V/Q scan（彩图见彩插 3）

注：分别为 PTE 抗凝治疗半年和治疗 1 年 V/Q scan 的动态变化，第三排为三个体位的融合现象（深紫色的部分显示灌注与通气不匹配部分）。图 2 - 9 和图 2 - 10 中第三排的融合显像结果显示深颜色比例明显较少提示肺灌注受损的程度明显改善。

二、CTPA 及 V/Q scan 在诊断 PTE 的不同角色

临床医师经常会问这样的问题：既然是 PTE 的主要确诊手段，CTPA 的表现非常重，为什么 V/Q scan 结果显示受损肺部亚段并没有想象的那么重？为什么溶栓治疗后 CTPA 明显改善了，症状也缓解了，但是肺灌注受损的程度反而加重了？部分 PTE 患者 CTPA 貌似没有见到明显的充盈缺损，为什么患者缺氧非常严重？……

下面具体梳理一下 CTPA 和 V/Q scan 在反映 PTE 程度或者诊断方面存在什么样的区别？在患者随访及治疗中又有什么样的价值？

1. 肺梗死并不能预示 PTE 患者的严重程度

这是一例以"左侧胸痛，明确与呼吸相关"就诊，并经过CTPA 明确诊断的 PTE 患者。先看一下肺窗（图 2 - 11），明确提示左下肺楔形病灶。进一步看一下肺动脉近端的影像学改变，右侧肺动脉几乎完全堵塞，但没有右侧肺梗死表现、左肺动脉堵塞相对较轻，但却出现了肺梗死灶（图 2 - 12，图 2 - 13）。

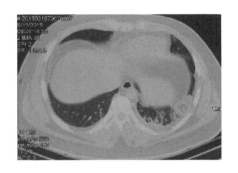

图 2 -11 肺部 CT 平扫显示
左下肺贴近胸膜楔形影

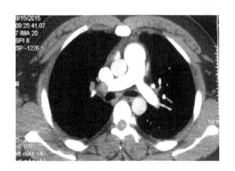

图 2 -12 右肺动脉明确
充盈缺损

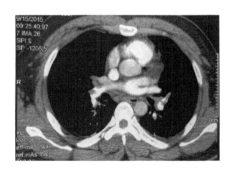

图 2 -13 左下肺及右下肺充盈缺损

这样的结果告诉了我们什么信息呢？我们可以从肺组织的血供特点、肺循环特点和右心室结构特征找到答案。当血栓堵塞在肺动脉主干时,更容易引起血流动力学的变化,因为肺动脉完全或几乎堵塞之后会引发一系列的变化,如右心室扩张、室间隔左移、左心室舒张受限、血压下降等。依据堵塞程度不同表现为不同程度的体循环受累,分别表现为心跳呼吸停止、梗阻性休克、低血压状态或者正常的血流动力学状态。肺组织的氧供来源于支气管动脉,肺动脉,肺泡内的气体等多重氧供,所以一般不出现肺梗死。只有当细小血栓堵塞肺组织远端时才可能会表现为组织坏死。肺组织及肺、动静脉的分布特点,也就解释了肺梗死表现在胸部影像学的改变为基底贴近胸膜、尖端指向肺门的楔形病灶特点(图2-11)。

这一案例说明只有堵塞在远端才可能会引起肺组织缺血坏死。而只有在血栓负荷量比较大且出现在肺动脉主干,才可能会对右心室有明显的影响,进而可能会影响到血流动力学变化,不一定表现有缺氧,相反出现肺梗死时因栓子大多在远端,会因影响到弥散功能及通气/血流比例失调而表现为明显的缺氧表现。

2. 警惕 PTE 的确诊手段带来的陷阱

案例 1:这是一例男性,42 岁患者。因"喘憋不能平卧伴双下肢水肿 3 周余"入院。因患者 3 个月前在西藏自治区工作,高原地区工作史,3 周前发现双下肢肿胀,伴胸闷、活动耐量明显下降,仅步行 50 米左右即感明显喘憋,伴夜间憋醒。体位变化时偶有黑曚,时有咳嗽、咳少量白痰。否认夜间不能平卧、无晕厥、发热、咳粉红色泡沫痰或咯血。于当地医院自行吸氧,症状无明显好转。住院10天前就诊于当地医院，查血常规提示：白细胞总数、中性粒细胞百分比正常，血红蛋白195 g/L；心脏彩色多普勒超声示：右室增大，肺动脉高压（收缩压86 mmHg），三尖瓣反流，心包积液；X线胸部正位片示左侧胸腔积液。诊断：右心衰竭，慢性肺源性心脏病。给予吸氧、强心、利尿等药物治疗，8天后患者下肢水肿减轻，但仍有胸闷、夜间憋醒等情况，遂于1天前返京来诊。

患者自发病以来意识清楚，饮食一般，睡眠欠佳，二便无明显异常，体重减轻约5 kg。有气管炎、哮喘病史15年余，每遇刺激性气体、受凉感冒、季节交替时发作，未予正规诊疗。4年前曾出现间断咯血，于外院就诊，考虑支气管扩张，每次发作均经对症治疗后得到好转。否认高血压病、冠心病、糖尿病史；否认肝炎、结核及其他传染病史；否认外伤史及手术史，否认药物过敏史及输血史，否认皮疹及对称性关节红、肿、痛史。查体：体温35.8 ℃，脉搏71次/分，呼吸20次/分，血压112/71 mmHg，血氧饱和度（SpO_2）92%~95%（鼻导管吸氧2~3 L/min）。神志清，口唇轻度发绀，肝颈静脉回流征阴性。双肺呼吸音清，未闻及干湿啰音；心率71次/分，$P_2 > A_2$，心律齐，各瓣膜听诊区未闻及病理性杂音；腹软，无压痛及反跳痛，肝脾未触及，肠鸣音正常，双下肢无水肿。心脏彩超示：右室增大，右室壁增厚，三尖瓣轻度反流，中度肺动脉高压，肺动脉主干增宽，少量心包积液。右心导管检查：肺动脉压57 mmHg。BNP 274 ng/L（正常参

考值 < 100 ng/L），D-dimer 正常；动脉血气分析示：pH 7.382，二氧化碳分压（$PaCO_2$）28.2 mmHg，氧分压（PaO_2）79.5 mmHg，HCO_3^- 16.9 mmol/L；肌酐（Cr）122.0 μmol/L；肌钙蛋白 I（TnI）0.02 μg/L。入院初步诊断：肺动脉高压原因待查；肺源性心脏病，心功能 III 级；心包积液；支气管扩张？肾功能不全；高血压病 2 级（高危）。入我科后复查血白细胞正常，血红蛋白 196 g/L；D-dimer 0.041 mg/L；丙氨酸转氨酶（ALT）64 U/L，Cr 125.2 μmol/L，同型半胱氨酸（Hcy）20.2 μmol/L，糖化血红蛋白（HbA_1C）6.4%（正常值 > 6.0%）；肿瘤标志物、甲状腺功能、类风湿因子、抗溶血性链球菌素 "O"、红细胞沉降率等均未见异常。超声相关检查提示：双下肢深、浅静脉通畅；肝、胆、胰、脾、双肾、双肾上腺未见明显占位性病变。多导睡眠图监测提示重度阻塞性睡眠呼吸暂停低通气综合征（OSAS）；肺功能检查示：通气功能减退，第一秒用力呼气容积（FEV1）/用力肺活量（FVC）为 0.62，弥散功能减退。胸部 CT 平扫显示双肺支气管扩张（图 2-14）。V/Q scan 显像检查示：肺灌注断层显像于右肺上叶、下叶外基底段、左肺下叶后基底段可见放射性分布的稀疏—缺损区（灌注缺损范围约占肺容积的 30%），余双肺可见多发斑片样放射性分布稀疏—缺损区；肺通气断层显像于右肺上叶、下叶外基底段，左肺下叶后基底段可见放射性分布 "填充"，余双肺可见与灌注像 "匹配性" 放射性分布的稀疏—缺损区（图 2-15）。V/Q scan 显像报告示：双肺多发 PTE（累及 5 个肺段），建议治

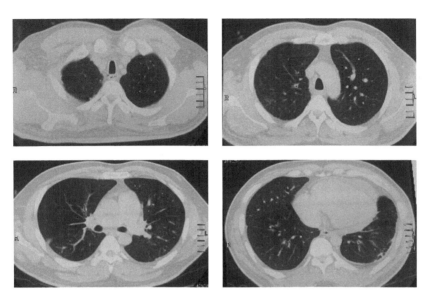

图 2-14　胸部 CT 平扫显示双肺条索状影，淡片状渗出及
支气管管壁增厚表现，均未显示支气管扩张影像

依次为肺尖部、主动脉弓、肺动脉分叉、双下肺野层面

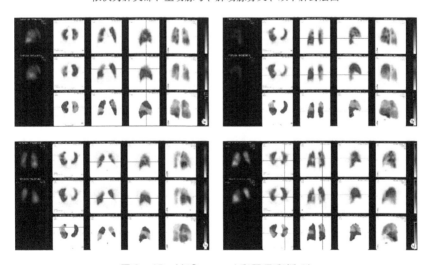

图 2-15　V/Q scan（彩图见彩插 4）

　　如图所示：肺灌注断层显像于右肺上叶、下叶外基底段、左肺下叶后基底段可见放射性分布
稀疏—缺损区、余双肺可见多发斑片样放射性分布稀疏—缺损区；肺通气断层显像于右肺上叶、
下叶外基底段、左肺下叶后基底段可见放射性分布"填充"；余双肺可见与灌注像"匹配性"放
射性分布稀疏—缺损区。

疗后复查；双肺多发斑片样血流灌注及通气功能受损，结合临床，符合慢性阻塞性肺疾病（COPD）改变。临床初步诊断：PTE，COPD，支气管扩张，重度 OSAS。予低分子肝素联合华法林 3 mg 口服，加用解痉、平喘、无创通气等对症治疗，待患者情况好转并监测凝血达标（INR 2.34）时予以出院。出院后坚持治疗，在出院后第 9 天再次出现咳嗽合并、咯血（均为鲜血），呈阵发性，每次量约 10 ~ 20 mL，伴间断憋气、头晕，无晕厥、发热、无胸痛及咳粉红色泡沫痰等表现，急查 INR 2.20，急诊予以停用华法林并口服云南白药观察，观察 5 天因咯血量无减少再次收住我科。复查 UCG 示：右室增大，右室壁增厚，肺动脉收缩压 52 mmHg，左室舒张功能减低。入院查体：体温 36 ℃，脉搏 73/分，呼吸 20 次/分，血压 120/80 mmHg。神志清，全身皮肤未见皮疹及出血点，口唇无明显发绀，肝颈静脉回流征阴性。心、肺、腹查体未见异常变化，双下肢无水肿。查血常规，白细胞正常，红细胞 7.29×10^{12}/L，血红蛋白 194 g/L；D-dimer 170 ng/mL；ALT 55 U/L，Cr 80.0 μmol/L；INR 0.92。再次入院诊断：咯血原因待查（肺动脉高压？肺部感染？支气管扩张？）；慢性肺源性心脏病，心功能Ⅲ级；PTE；高血压Ⅱ级（高危）。因本次肾功能已恢复正常，入院后行肺动脉、主动脉及支气管动脉造影（图 2 - 16），结果提示：右上肺动脉近段纤细，以远缺如，左下肺动脉纤细；主肺动脉及余分支血管扩张；主动脉造影示主动脉管壁不规则，管腔通畅，平均肺动脉压 35 mmHg；支气管动脉造影示：右下肺支气管

动脉迂曲、扩张。髂动脉管壁不规则，管腔通畅。行胸部高分辨
CT 检查除外支气管扩张。修正诊断：右上肺动脉缺如、支气管动
脉瘤样扩张，病变支气管动脉近端行弹簧圈栓塞术，术后患者未
再出现咯血，停用所有止血药物，平稳后出院，随访 2 年 2 个月，
偶有极少量咯血。

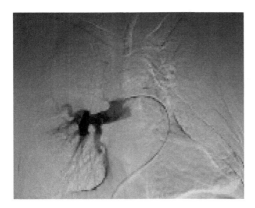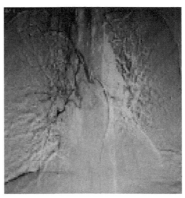

图 2-16　肺动脉造影影像：右上肺动脉近段纤细，以远缺如，
左下肺动脉纤细；主肺动脉及余分支血管扩张，
右下肺支气管动脉迂曲、扩张

　　很有意思的是，本例最初确诊为 PTE，但是最终又排除了
PTE 而修正诊断为肺动脉缺如。内藏玄机究竟是什么呢？简单认
识一下肺动脉缺如的特点。该病属于先天性疾病，可表现为反复
感染，也可毫无症状至成年，部分可表现为一侧动脉缺如，且多
发生于右侧，但如发生于左侧大多合并先天性心脏病。本病多表
现为咳嗽、咳痰、咯血、反复肺部感染、胸闷及气促。极易被误
诊为肺炎和 PTE。有关肺动脉缺如相关的特点可以参考相关文章，

此处不再赘述。本例患侧侧支血管起源于降主动脉，虽已建立了丰富的侧支循环，但供血仍较差，可以表现为咯血及肺动脉高压。而这样的表现也成为初次住院 V/Q scan 表现为右肺上叶灌注/通气不匹配误诊为 PTE 的重要原因。

梳理一下本例误诊 PTE 的几个貌似充足的理由：右心导管及心脏超声均提示肺动脉高压、多次检查均存在血红蛋白升高及同型半胱氨酸明显升高、咯血及右心衰竭等证据。尽管肺功能提示 COPD、多导睡眠监测提示重度阻塞性睡眠呼吸暂停低通气综合征（obstructive sleep apnea syndrome，OSAS）存在，但是 COPD 和 OSAS 也是 PTE 的诱发因素。V/Q scan 明确存在 PTE，似乎没有任何悬念。但是 PTE 的结论被第二次的肺动脉造影推翻，需要重新再讨论一下 V/Q scan 诊断 PTE 的本质。

有必要问一下自己这样一个问题：V/Q scan 不匹配一定是 PTE 吗？有一定 PTE 诊断经验时一定会注意到，V/Q scan 的不匹配表现为一个肺叶完全堵塞、完全没有血流通过的现象几乎不存在（当然本例当初因肾功能不全未行 CTPA 检查）。因为肺灌注缺损是栓子阻塞或者部分阻塞肺动脉，导致 PTE 远端灌注稀疏或者无血流，当与相应部分通气不匹配时成为 PTE 的重要诊断证据。所以，V/Q scan 显示的 PTE 的典型表现是肺动脉灌注稀疏而不一定是完全的灌注缺失。而本例恰恰就是在这里出现了漏洞，直接读取辅助科室的报告，导致诊断错误。严格来讲，V/Q scan 只能

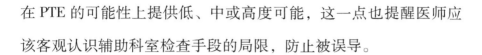

在 PTE 的可能性上提供低、中或高度可能，这一点也提醒医师应该客观认识辅助科室检查手段的局限，防止被误导。

案例 2：再看看另外一例 CTPA 明显，但是肺灌注必须非常轻微的 PTE 患者。患者男性，主诉为"活动后胸闷、憋气伴有胸痛3 天"患者。既往史无特殊，近期无手术史、制动史或长途旅行史。因 D-Dimer 3 200 ng/mL，第一时间考虑到了 PTE 也有一定的道理，CTPA 结果（图 2 - 17）提示：左、右肺动脉均提示有充盈缺损及 V/Q scan（图 2 - 18）；肺灌注断层显像示：右肺容积增大，形态如常，放射性分布不均匀，见多发片状及斑片状非节段性放射性分布稀疏—缺损区，以上叶为主；左肺背侧及下叶不规则形放射性分布缺损，余肺段多发斑片状非节段性放射性分布稀疏—缺损区。肺通气断层显像示：右肺容积增大，形态如常，放射性分布不均匀，见多发片状及斑片状非节段性放射性分布稀疏—缺损区，以上叶为著；左肺背侧及下叶不规则形放射性分布缺损，余肺段多发斑片状非节段性放射性分布稀疏—缺损区。通气与灌注呈匹配性改变。从 CTPA 上可以看到，患者左、右肺动脉均发现了充盈缺损，确诊 PTE 并在半年后复查证实非常有效。下面是治疗半年后复查结果（图 2 - 19）。但是第一次肺灌注结果只提示了双肺多发通气功能与血流灌注匹配性受损，未见 PTE 征象。经过抗凝治疗半年后发现（图 2 - 20），CTPA 明显好转，但是 V/Q scan 仍然提示为双肺多发通气功能与血流灌注匹配性受损，未见 PTE 征象。所以，并非所有 CTPA 明确患者均有同等匹配程度的 V/Q scan 改变。

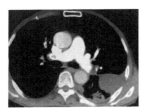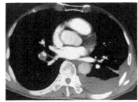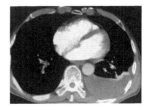

图 2 - 17　CTPA 显示左、右肺动脉均提示有充盈缺损（右图提示右心饱满）

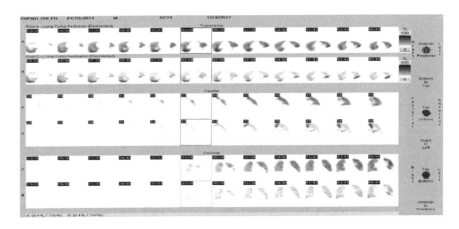

图 2 - 18　V/Q scan 显示肺灌注/通气匹配性受损

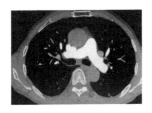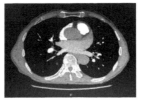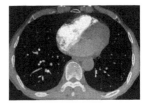

图 2 - 19　抗凝治疗半年后 CTPA 结果

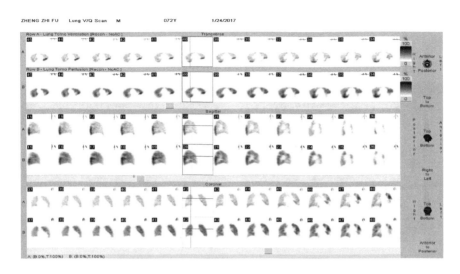

图 2-20　V/Q scan：双肺多发通气功能与血液灌注区配性受损

从上述的案例及相关解释，但愿能够给读者一定的启发，并帮助读者对 PTE 的确诊手段形成一个全面、清晰的认识。CTPA 的快捷、方便性在诊断 PTE 时的巨大贡献及其与 V/Q scan 在诊断 PTE 时区别，两者应该是互补而又各具特点的关系。

三、CTPA 提示肺动脉内充盈缺损，警惕另有原因

CTPA 确诊 PTE 的重要标志是肺动脉内可见充盈缺损，但是肺动脉内见到充盈缺损就不一定绝对是 PTE 了。还是以病例来说明吧。

这是一例 47 岁男性，主诉"胸闷、憋气进行性加重 2 月余"住院，CTPA 诊断为 PTE（图 2-21）。因考虑到"血栓负荷"较大，D-Dimer 明显升高不除外新近血栓脱落，给予溶栓治疗无任

何变化，症状无缓解。于是转心外科开胸取栓，病理结果证实为瘤栓，原认为血栓部分实则为肺动脉肉瘤。

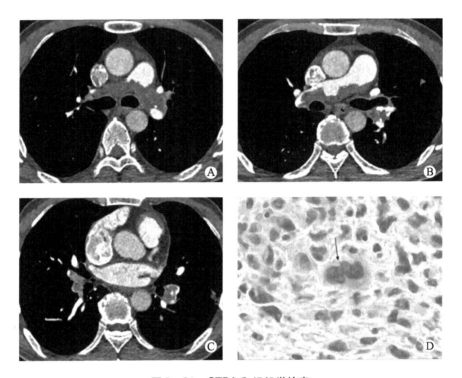

图 2-21　CTPA 和组织学检查

注：肺动脉内多发"分叶状"，甚至有向肺动脉近段延伸倾向充盈缺损。病理学改变（D）提示肺动脉组织学形态及免疫组化表型，符合 PAS 伴平滑肌及血管分化。

笔者的团队通过回顾性分析发现，误诊为 PTE 实则肺动脉肉瘤者共 13 例。如何第一时间考虑到肺动脉内的充盈缺损为肉瘤而非 PTE 呢？肺动脉肉瘤具有的特点：一般起病慢，伴有发热、贫血及体重下降等全身表现；伴有血栓形成的原发或继发危险因素；溶栓治疗无效；CTPA 更多见于主肺动脉及左、右肺动脉甚至达右心室流出道。CTPA 显示充盈缺损表现为宽基底与血管壁相连，肿块密度不均匀，有逆向血流延伸的趋势，血流速度不规则，并呈分叶或分隔，甚至管腔外浸润影。增强后可以有部分强化。栓塞血管外径增粗（图 2-22 和表 2-1 所示）。

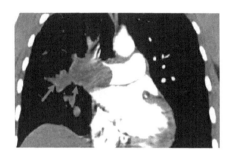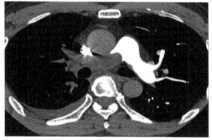

图 2-22　显示肺动脉呈现明显向外径增粗，并有逆向血流方向延伸的趋势

表 2-1　肺动脉肉瘤与 PTE 的影像学改变

CTPA	肺动脉肉瘤	PTE
病变位置	主肺动脉向近端肺动脉延伸	相对少见
病变范围	累及双侧肺动脉	累及双侧肺动脉
病变程度	主肺动脉及远端肺动脉完全性或大部分充盈缺损	部分充盈缺损
病变段肺动脉是否扩张	病变段肺动脉明显扩张，失去正常比例	未见明显不成比例扩张
病变密度	充盈缺损的密度或信号不均匀	充盈缺损的密度或信号不均匀
胸腔积液	多有胸腔积液	不同程度胸腔积液
心包积液	多见	极少见

总结： CTPA 还是 V/Q scan 作为现有指南推荐的主要确诊依据，在体现 PTE 的严重程度及其表现方面并非完全一致，各有优劣。

参考文献

1. KONSTANTINIDES SV, MEYER G, BECATTINI C, et al. 2019 ESC Guidelines for the diagnosis and management of acute pulmonary embolism developed in collaboration with the European Respiratory Society（ERS）: the task force for thediagnosis and management of acute pulmonary embolism of the European Society of Cardiology（ESC）. European Heart Journal, 2019, 00: 1 – 61.

2. ANDERSON DR, KAHN SR, RODGER MA, et al. Computed tomographic pulmonary angiography vs ventilation-perfusion lung scanning in patients with suspected pulmonary embolism: a randomized controlled trial, JAMA, 2007, 298: 2743 – 2753.

3. 王丹丹, 米玉红. 心力衰竭合并急性肺栓塞时血栓负荷与临床表现相关性. 中国急救医学, 2018, 38(10): 836 – 840.

4. 刘云升, 王丹丹, 米玉红. 心力衰竭合并肺栓塞的诊断思路: 附3例报道. 中国急救医学, 2018, 38(10): 842 – 846.

5. 米玉红, 王静, 梁颖等. 从右上肺动脉缺如误诊肺栓塞病例谈肺栓塞现有确诊手段的利与弊. 临床误诊误治杂志, 2015, 28(4): 20 – 29.

6. 米玉红, 祁璇, 李春盛. 规范院外治疗对 PTE 患者预后的影响. 中华急诊医学杂志. 2018, 27(8): 413 – 420.

7. 李雅敏, 孟晶晶, 米玉红, 等. 急性肺血栓栓塞症 3 年随访复发相关危险因素分析. 中国急救医学杂志. 2021, 41(2): 93 – 99.

03 防控结合、三化统一

一、作为威胁生命的隐形杀手，PTE 具有鲜明的可防、可控的特点

患者住院期间发生 VTE 事件如同院内感染、药物不良反应、导管相关血源性感染等一样，均为院内不良事件。研究显示院内不良事件中约 10% 院内死亡与 PTE 相关，而尸检表明有 2/3 被遗漏。致死性的 PTE 是住院患者院内非预期死亡的重要原因，还会大大增加医疗纠纷的发生率。住院患者的 VTE 筛查及干预的现状不容乐观，无论国际、还是国内依然没有得到足够的重视。我国院内 VTE 前期调查研究结果显示，具有防控意识不强、诊治水平参差不齐、VTE 筛查及预防措施严重不足、临床诊治极不规范、患者教育与管理严重缺乏等现象。同时研究显示，我国 ICU 和 CCU 的住院患者（RAMP 研究）中 57.3% 的患者具有两个以上的 VTE 风险，但是只有 20.2%（CCU 中 22.7%、ICU 中 16.9%）接

受 ACCP 推荐的预防性治疗。另一项针对全院所有急诊内科和外科住院患者的研究发现，平均 45.2% 患者具有 VTE 的高危风险（外科患者 53.4%、内科患者 36.6%）；外科患者中整形外科和肥胖相关外科治疗 100% 具有 VTE 的高危风险；重大的开放性手术患者中 52.6% 具有 VTE 的高危风险；内科患者中 54.9% 充血性心力衰竭患者具有 VTE 的高危风险；42.2% 急性感染性疾病或风湿性疾病患者具有 VTE 的高危风险。流行病学研究表明，在推广院内 VTE 预防之前，55% ~ 60% 的静脉血栓与住院相关，可以发生在住院期间，也可以发生在出院 90 天之内。国内研究住院 VTE 患者同样存在高发生率的特点，但是真正接受恰当预防措施比例远远低于需要预防的比例：数据表明，53.4% 具有 VTE 高危风险的外科患者中，只有 11.8% 接受指南推荐的预防措施；36.6% 具有 VTE 高危风险的内科患者中只有 6.0% 接受指南推荐的预防措施。英国健康机构（National Health Service，NHS）研究表明，建立有效的预防医院相关 VTE 方法，出院后 90 天内的死亡率降低了 15.4%。来自 WHO 相关数据，3 年期间（2013—2015 年），美国 41 个成员单位涉及 15 ~ 55 岁的 650 950 921 人口中平均每年有 38 929 例 PTE 患者相关的死亡。从 2000—2015 年，经过年龄标化的 PTE 相关死亡率明显由每年 12.8/1 000 000 降至 6.5/1 000 000。研究证实明确干预之后大大降低 PTE 相关的致死数据。

PTE 具有严重的高致死性和高致残性特点的同时，兼有非常鲜明的可防、可控的特性，这就为 VTE 的一级预防提供了非常有利的证据。随着对院内存在 VTE 风险的内科、外科患者的预防意识的不断增强，有效预防措施的执行情况不断地深入，已经取得非常可喜的效果。基于此，本章节重点介绍常用于评估住院患者 VTE 评分及使用方法，并结合临床案例进行进一步分析。

二、评分系统及相应的预防措施助力医师防控结合

1. 预测患者 VTE 风险的评分系统及预防方式

外科患者推荐 Caprini 评分，内科患者使用 Padua 评分。（表 3-1、表 3-2）。Padua 评分主要针对内科患者：0~3 分为 VTE 低危人群；≥4 分为 VTE 高危人群；Caprini 评分主要针对外科患者：0~1 分为 VTE 低危人群；2 分为 VTE 中危人群；3~4 分为 VTE 高危人群；≥5 分为 VTE 极高危人群等四个级别。依据评分结果分别推荐早期宣教、物理预防或药物预防等不同级别的推荐措施（表 3-3）。值得一提的是，ACCP-9 指南中，尽管推荐了采用 Padua 模型对内科住院患者的 VTE 风险进行评估，但是系列研究中还特别比较了内科患者中两种模型谁更有优越性。结果表明在最后证实发生 VTE 的患者中，Caprini 模型可以将 82.3% 的患者评为高危或极高危，而 Padua 模型仅能将 30.1% 的患者评为高危，也就表明，Padua 模型会漏掉相当大比例的 VTE 高危患者。造成这一结果的主要原因是 Padua 模型纳入的危险因素较少，仅

有 11 项危险因素。另外，Padua 模型对 VTE 风险程度二分类（低危/高危）的方法，不利于根据危险级别指导相应预防措施的使用。对 Caprini 的验证研究的结论较为一致，均发现无论在内科患者还是外科手术患者，该模型均能有效评估 VTE 风险，筛选出 VTE 高危患者，以指导预防措施的使用；且在内科患者中，较 Padua 模型，Caprini 模型准确性和灵敏度更高，更具有优越性。

表 3-1 内科住院患者静脉血栓栓塞症风险评估表（Padua 评分表）

危险因素	评分
活动性恶性肿瘤，患者先前有局部或远端转移和（或）6 个月内接受过化疗和放疗	3 分
既往 CVTE 史	3 分
制动，患者身体原因或遵医嘱需卧床休息至少 3 d	3 分
已有血栓形成倾向，抗凝血酶缺陷症，蛋白 C 或 S 缺乏，Leiden V 因子、凝血酶原 G20210A 突变、抗磷脂抗体综合征	3 分
近期（≤1 个月）创伤或外科手术	2 分
年龄≥70 岁	1 分
心脏和（或）呼吸衰竭	1 分
急性心肌梗死和（或）缺血性脑卒中	1 分
急性感染和（或）风湿性疾病	1 分
肥胖（体质指数≥30 kg/m^2）	1 分
正在进行激素治疗	1 分

注：低危 =0~3 分，高危≥4 分。

表 3-2 外科手术患者静脉血栓栓塞症风险评估表（Caprini 评分表）

1 分	2 分	3 分	5 分
年龄 41～60 岁	年龄 61～74 岁	年龄≥75 岁	卒中（<1 个月）
小手术	关节镜手术	VTE 史	择期关节置换术
BMI > 25 kg/m²	大型开放手术（>45 min）	VTE 家族史	髋、骨盆或下肢骨折
下肢水肿	腹腔镜手术（>45 min）	凝血因子 V Leiden 突变	急性脊髓损伤（<1 个月）
静脉曲张	恶性肿瘤	凝血酶原 G20210A 突变	多发性创伤（<1 个月）
妊娠或产后	卧床不起（>72 h）	狼疮抗凝物阳性	
有不明原因或者习惯性流产史（异常妊娠）	石膏固定	抗心磷脂抗体阳性	
口服避孕药或激素替代疗法	中心静脉置管	血清同型半胱氨酸升高	
脓毒症（<1 个月）		肝素诱发的血小板减少症	
严重肺病，包括肺炎（<1 个月）		其他先天性或获得性血栓形成倾向	
肺功能异常			
急性心肌梗死			
充血性心力衰竭（<1 个月）			
炎性肠病史			
卧床的患者			

注：0～1 分为 VTE 低危人群；2 分为 VTE 中危人群；3～4 分为 VTE 高危人群；≥5 分为 VTE 极高危人群。

表 3-3 住院患者院内 VTE 预防推荐意见

VTE 发生风险	一般出血风险人群	高危出血风险或出血会导致严重后果的人群
非常低危	无须预防	
低危	机械预防措施	
中危	低分子肝素或机械预防措施	机械性预防措施
高危	低分子肝素 + 机械预防措施	
高危肿瘤手术	低分子肝素 + 机械预防措施，且延长低分子肝素可至 4 周	机械预防措施，直至出血停止且可以加用抗凝药物为止
高危，低分子肝素禁忌或无效者	磺达肝癸钠、小剂量阿司匹林或机械预防措施；或两者同时使用	

2. VTE 不同风险患者预防措施注意事项

对住院患者 VTE 风险进行评估之后，相应的预防措施包括一般预防、物理预防、药物预防等三个方面。这里强调的是一定要注意推荐预防措施的并发症，避免弄巧成拙现象发生。预防治疗同样具有两面性，如物理预防措施中的足底静脉泵、间歇充气加压装置等，并不适合所有患者。上述的物理预防措施存在的禁忌证包括：充血性心力衰竭，肺水肿或腿部严重水肿；急性期下肢 DVT、血栓（性）静脉炎或 PTE；间歇充气加压装置和梯度压力弹力袜不适用于腿部局部情况异常（如皮炎、坏疽、近期接受皮肤移植手术）、下肢血管严重的动脉硬化或其他缺血性血管病、腿部严重畸形等。

药物预防措施如：对有出血风险高的患者应权衡预防下肢 DVT 与增加出血风险的利与弊。目前采用的以低分子肝素、口服抗凝药物如华法林或者非维生素 k 拮抗剂（如利伐沙班或达比加群等）为主。有关抗凝药物使用的适应证及方法不在此处赘述。

此处主要强调一下抗凝药物禁忌证：①绝对禁忌证如近期有活动性出血及凝血障碍；骨筋膜室综合征；严重头颅外伤或急性脊髓损伤；血小板低于 $20×10^9/L$；存在明确的肝素诱导血小板减少症者，禁用肝素和低分子肝素；孕妇禁用华法林。②相对禁忌证如既往颅内出血；既往胃肠道出血；急性颅内损害或肿物；血小板减少至$(20～100)×10^9/L$；类风湿视网膜病变患者。同时，使用前必须考虑到患者的肾功能。遗憾的是，目前尚缺乏预测 VTE 使用抗凝药物出血风险的权威评估方法，可以借鉴房颤患者在使用抗凝药物时出血的风险评估方法（HAS-BLED 评分，此处略）或者出血风险评估方法（表 3-4）。

表 3-4　VTE 抗凝治疗出血风险评估

危险因素	
年龄≥65 岁	年龄≥75 岁
既往出血史	肿瘤
转移癌	肾功能衰竭
肝功能衰竭	血小板减少
原发性卒中	糖尿病
贫血	抗血小板治疗
不易控制的抗凝治疗	伴有功能减退的合并症
近期手术史	经常摔倒
酗酒	

注：ACCP10 指出患者出血风险低危（无出血危险因素）；中危（1 个出血危险因素）；高危（≥2 个出血风险因素）。

3. 评估 VTE 可能性的评分系统

Caprini 评分和 Padua 评分是提醒医师关注面临 VTE 风险的患者，并给予相应的预防性治疗。限于 VTE 的症状隐匿且不典型，

Wells/Geneva 评分可以帮助医师判断一旦患者出现症状，患有 VTE 的可能性有多大。我国急诊医师对 VTE 相关信息的知晓率调查显示，不少医师将 VTE 相关的评分混为一谈，有必要一起再重温一下。

简易 wells 评分和简易 Geneva 评分关注点略有不同：简易 wells 评分主要关注 PTE 或 DVT 病史、HR≥100 次/分、PTE 较其他诊断可能性更大、咯血、活动性癌症、4 周内制动或手术、DVT 症状与体征。每一项赋予 1 分，二分法的判断方法为≥2 为高度可能、0～1 分低度可能。特别强调一下，wells 评分的项目中 HR ≥100 次/分、PTE 较其他诊断可能性更大，这两点就很容易导致诊断方向的偏移，经验不足很容易在这两项做出低估或者高估的判断。Geneva 评分中包括 PTE 或 DVT 病史、HR 75～94 次/分、1 个月之内接受过外科或骨折手术、咯血、活动性肿瘤、非对称性的下肢静脉红肿或疼痛、年龄＞65 岁。每项赋予 1 分，但是在 HR≥95 次/分赋予 2 分，并界定≥3 为高度可能、0～2 分低度可能。很显然，wells 评分相关条目没有考虑年龄因素，作为 PTE 重要的病生理变化中的心率，wells 评分也没有对心率进一步分层。再次提醒，心率作为重要的指标，对于既往存在心血管疾病或者使用 β 受体阻断剂的老年患者可能会掩盖 PTE 对心率的影响。上面两个评分的重要性还在于对于血流动力学稳定的 PTE 患者，PTE 的可能性评分最大的意义在于帮助医生选择恰当的确诊手段。详见流程 3－1 和流程 3－2。院内 PTE 相关的危险分层：依据患者血流动力学情况、是否存在右室负荷过重表现及心肌细胞受损或心室扩张证据等分为高危、中危（中高危、中低危）、低危

（表3-5），同时纳入了 PESI 及 sPESI（表3-6），并给予相应的推荐治疗策略。前面章节已经介绍，此处不再赘述。笔者认为，医师对血流动力学状态比较重视，还需要对 RVD 征象在心电图、超声等变化方面要有足够的敏感度（见第一部分相关内容），以确保及时发现中危 PTE 患者病情恶化的蛛丝马迹。

表3-5　急性 PTE 危险度分层

早期死亡风险		风险指标				推荐治疗
		血流动力学不稳定[a]	PESI Ⅲ~Ⅴ级或 sPESI≥1	TTE 或 CTPA 提示右心功能不全[b]	肌钙蛋白水平升高[c]	
高危（>15%）		+	（+）[d]	+	（+）	溶栓或肺动脉血栓摘除术
中危（3%~15%）	中高危	—	+[e]	+	+	住院治疗
	中低危	—	+[e]	1 项（或无）阳性		
低危（<1%）		—		—		早期出院或门诊治疗

注：[a] 血流动力学不稳定包括以下3项中的任何1项临床表现：心脏骤停需要心肺复苏；梗阻性休克：尽管有足够的充盈状态，SBP<90 mmHg 或需使用升压药以使得 SBP≥90 mmHg 同时伴有终末器官灌注不足（精神状态改变；皮肤湿冷；少尿/无尿；血清乳酸升高）；持续性低血压：SBP<90 mmHg 或 SBP 下降≥40 mmHg，持续时间超过15分钟，并非由新发心律失常、低血容量或感染性休克引起；

[b] 急性 PE 患者预后相关的影像学（TTE 或 CTPA）提示右心功能不全症；

[c] NT-proBNP≥600 ng/L，H-FABP≥6 ng/mL；

[d] 血流动力学不稳定，结合 CTPA 的 PTE 证实和/或 TTE 的 RVD 证据归为高危 PTE（无论 PESI 评分及 TNI 或者其他标记物的情况）；

[e] 经过 TTE 或者 CTPA 证实 RVD 征象，无论此时 PESI 为Ⅰ~Ⅱ级还是 sPESI 为0分，均列为中危组。

H-FABP，心脏型脂肪酸结合蛋白；NT-proBNP，N 末端 B 型利钠肽原；PESI，肺栓塞严重程度指数；sPESI，简易肺栓塞严重程度指数；TTE，经胸超声心动图。

表 3-6 PTE 严重程度指数（PESI）及简易 PESI（sPESI）评分

预测因素	PESI 得分	sPESI 得分
个体因素		
年龄（年）	年龄数字	+1（年龄 > 80 岁）
男性	+10	
并存疾患		
肿瘤	+30	+1
心力衰竭	+10	+1（任何一项）
慢性肺病	+10	
临床特征		
脉率≥110 次/分	+20	+1
收缩压 < 100 mmHg	+30	+1
呼吸频率≥30 次/分	+20	
体温 < 36 ℃	+20	
精神状态改变	+60	
动脉血氧饱和度 < 90%	+20	+1

注：PESI 评分说明：< 66（级别Ⅰ）很低危；66～85（级别Ⅱ）低危；86～105（级别Ⅲ）中危；106～125（级别Ⅳ）高危；> 125（级别Ⅳ）极高危。sPESI 评分说明：0 分低危；≥1 分高危

风险等级分类："低"风险组（0 分），患者死亡风险 1.1%；复发性栓塞或非致命性出血风险 1.5%。"高"风险组（> 0 分），患者死亡风险 8.9%，具备上述任何一项即为高危。

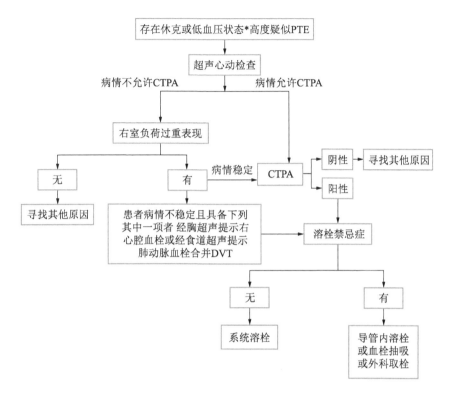

流程 3-1　存在休克或低血压状态高度疑似 PTE 诊治流程

注：* 心脏骤停；梗阻性休克；持续性低血压状态（血压 ≤ 90/60 mmHg 或收缩压下降 40 mmHg 持续 15 分钟以上）。

三、PTE 标准化、个体化及多元化治疗

1. 标准化

从 2012 年 AT9 到 2016 年 AT10，从 2014 年 ESC 到 2019 年 ESC 指南及我国肺血栓栓塞症诊治与预防指南，历经几次更新后，PTE 的标准化治疗日趋完善。急性 PTE 一旦诊断确定，既需要进行危险分层并给予相应的治疗推荐（详见流程 3-1 和流程 3-2，表 3-5 和表 3-6）。

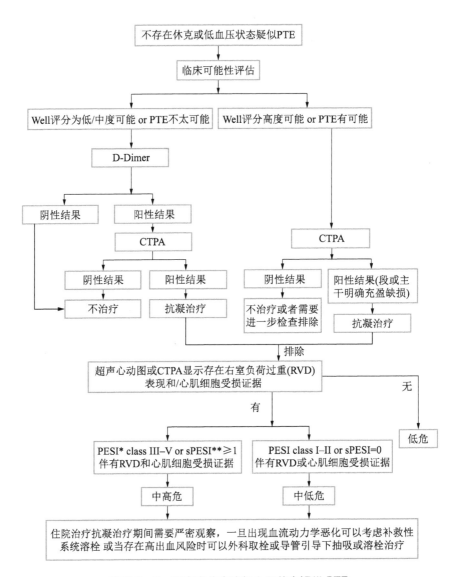

流程 3-2 不存在休克或低血压状态疑似 PTE

注：* PESI：PTE 严重程度指数（pulmonary embolism severity index）；** sPESI：简易 PTE 严重程度指数（sipmlified pulmonary embolism severity）。

标准化治疗体现在以下几个方面：对于高度怀疑 PTE 患者，在确诊之前即应给予低分子肝素治疗，避免因过分强调尚未确诊而延迟低分子肝素的使用；高危 PTE 患者接受溶栓治疗、非高危 PTE 患者接受抗凝治疗（中危 PTE 患者住院观察，抗凝治疗过程中一旦病情恶化即给予溶栓治疗；低危 PTE 患者门诊抗凝治疗）；所有 PTE 抗凝疗程均至少 3 个月，是否继续抗凝依据患者发病时的诱发因素；更加强调诊断 VTE 后的求因，而不是仅仅局限于患者的 PTE 诊断。

标准化治疗为临床医师提供了更加清晰的选择，但还是存在很多分歧或者不确定的方面，如 D-Dimer 受各种病理、生理状态的影响，上限值单纯通过年龄校正是否完全合理？非创伤性胸痛患者是否常规应用三联 CTA？孤立、偶发亚段 PTE 的治疗等尚缺乏更具体的指导意见。同时，中高危 PTE 患者，抗凝观察期间如何主动有计划地补救性溶栓治疗，笔者结合临床经验在此分享给读者。笔者认为应该理性寻找中危 PTE 的溶栓时机？中危 PTE 患者为住院的 PTE 患者中比例最大、治疗期间随时有恶化趋势的一组人群。基于 PTE 患者的高凝状态的背后继发有不同程度纤溶活性的增强，相比急性心肌梗死而言，VTE 接受溶栓治疗出血风险更大；同时肺组织血供特点也不同于心肌细胞供血的性质，溶栓治疗的目的也不同。所以，溶栓治疗在 PTE 相对保守是可以理解的。笔者认为，出现下面情况时尽量做有计划的补救性溶栓准备：血栓负荷量比较大但与纤溶指标（如与 D-Dimer 结果）不匹配多提示患者纤溶功能不佳、基础的心肺储备功能较差、抗凝治疗中出现持续的心肌缺血或右心室扩张征象时即应考虑及早溶栓治疗，防止迫不得已时采取极其被动的挽救性治疗。

1.1 标准化溶栓治疗

系统静脉溶栓推荐 r-t PA 50 mg 或者尿激酶 2 万单位/kg 于 2 小时外周静脉输注，随后监测凝血，当 APTT 降至正常 2～3 倍时序贯普通肝素（表 3－7）或者低分子肝素皮下注射（需要结合体重，血肌酐 <30 mL/min 禁用）。溶栓绝对禁忌证：6 个月内自发性出血性脑卒中、神经系统肿瘤、多发创伤、3 周内外科手术或脑外伤、出血体质、活动性出血。溶栓相对禁忌证：6 个月内缺血性脑卒中、口服抗凝药物、孕妇或产后一周、非可压性穿刺部位的出血、创伤性复苏、难治性高血压（SBP > 180 mmHg）、肝病晚期、感染性心内膜炎或活动性消化性溃疡。随着介入技术的不断成熟，对于存在系统溶栓治疗禁忌证的患者可以考虑介入碎栓或血栓抽吸、肺动脉内溶栓及开胸外科取栓等治疗手段。甚至在上述治疗不能随时提供时，建议可以在 V-AECMO 保驾情况下转至有条件的医院进一步治疗。

表 3－7　根据 APTT 调整普通肝素剂量的方法

APTT	普通肝素调整剂量
<35 秒（<1.2 倍正常对照值）	静脉注射 80 IU/kg，然后静脉滴注剂量增加 4 IU/kg/h
35～45 秒（1.2～1.5 倍正常对照值）	静脉注射 40 IU/kg，然后静脉滴注剂量增加 2 IU/kg/h

（续表）

APTT	普通肝素调整剂量
46 ~ 70 秒（1.5 ~ 2.3 倍正常对照值）	无须调整剂量
71 ~ 90 秒（2.3 ~ 3.0 倍正常对照值）	静脉滴注剂量减少 2 IU/kg/h
>90 秒（>3 倍正常对照值）	停药 1 h，然后静脉滴注剂量减少 3 IU/kg/h

1.2 标准化抗凝治疗

所有 PTE 患者的抗凝治疗疗程至少 3 个月，2019 年 ESC 指南及 AT10（在原有的 AT9 基础上做出了部分更新）均建议抗凝治疗 3 个月后，并依据初次发病的诱发因素决定是否停用抗凝药物。如需要继续使用无须更改抗凝药物种类；如口服抗凝药物治疗期间控制不满意或血栓复发，应改为低分子肝素治疗。2019 年 ESC 将抗凝疗程大致分为 3 种：急性期治疗（3 个月），仅限于存在重大的、一过性、可逆的诱发因素导致 VTE 事件；延长治疗（3 个月至无限期或终身）：针对无明确触发因素 VTE 患者（特发的），通常会限定在 12 个月的时间之内；肿瘤相关的 VTE 患者因考虑血栓复发可能性大，建议不定期治疗并与化疗药物同时使用，除非患者的肿瘤明确治愈。需要强调的是，对于不定期抗凝治疗患者，需要每年一次权衡患者血栓风险及出血风险，以确保安全抗凝治疗。抗凝可以减少抗凝治疗期间 VTE 的复发率，但对于无明确触发因素或肿瘤相关的 PTE 患者，延长抗凝治疗的疗程只能延缓复发的时间，并不能真正降低抗凝结束后 VTE 的复发率。现有指南提及的无明确触发因素应理解为暂时没有发现明确的触发因素更加准确，解除导致患者出现静脉血栓的危险因素才是减少抗凝结束后复发的最根本方法。在找不到触发因素时只能遵循现有指南推荐的不定期抗凝治疗（即每年一次的评价），依据患者血栓风险和出血风险来动态决策抗凝是否继续应用。

PTE 抗凝出血风险评估：目前尚没有 VTE 抗凝治疗出血风险的评估的统一标准。2016 年 AT10 推荐了抗凝治疗出血风险评估量表（表 3 - 4）。笔者认为也可以参考华法林治疗房颤的出血风险评分相对简单，即 HAS-BLED 评分（具备 1 项 1 分，≥3 分为高危）：包括高血压、肾/肝功能不全，中风，出血或出血倾向史，INR 不稳定、年龄 >65 岁，药物/酗酒。

1.3 中危 PTE 接受挽救性溶栓治疗时机

2014 年 PITHO 研究证实中危组 PTE 患者的 RCT 结果显示，与抗凝治疗相比，溶栓治疗可以显著减少中危组 PTE 急性期血流动力学不稳定发生的概率，但出血发生率尤其是致命性出血的发生率明显升高。同时研究的亚组分析结果显示，75 岁以下中危组 PTE 患者在溶栓治疗中获益/风险比明显优于抗凝治疗组。尽管如此，研究基于致命性出血发生率的考虑及中危组 PTE 患者抗凝治疗期间一旦出现血流动力学不稳定采用挽救性溶栓治疗并不略于初始溶栓治疗的研究，现有指南对中危 PTE 患者的推荐仍是抗凝治疗中严密观察，一旦出现血流动力学不稳定时即建议给予挽救性溶栓治疗。但是，凡是经历过抗凝治疗观察中给予挽救性溶栓治疗的医师都会发现，后续的治疗非常棘手且非常被动。为了能够更早的发现中危 PTE 患者抗凝中可能发生恶化的迹象，为了更加有序而非被动的给予补救性溶栓治疗或者说对于特殊情况下的中高危 PTE 患者应该积极、主动、精准地给予溶栓治疗，笔者总结出以下几点，供读者参考。中危 PTE 患者抗凝治疗过程中，如果出现以下几点，笔者认为可以给予溶栓治疗：①轻微活动后心率、血氧或者血压的变化（基线基础上升或下降 20%）；②心电图表现为新近出现或进行性加重的右束支传导阻滞甚至伴有胸导 ST-T 改变有加重趋势；③UCG 显示进行性加重的右心负荷过重等表现；④原有血栓负荷量较大或患者基础心肺储备功能差，预计对新的血栓脱落代偿能力有限。出现上面变化征象时应尽早做好溶栓治疗的准备，及时提供恰当方式的溶栓治疗。详细的内容已经发表在中华急诊医学杂志的 2019 年第 8 期，这里仅梳理一下重点，方便医师掌握要领。

2. 多元化

治疗措施的选择基于 PTE 急性期的病情严重程度、诱发因素及患者基础疾病的不同，可能会需要内科、介入科、医学影像科、超声科甚至心外科等多科的协作。多学科 PTE 诊疗小组（pulmonary embolism response teams，PERT）的建立为实现 PTE 的多元化治疗成为可能。对于 PTE 患者出现心跳呼吸骤停者，第一时间应该给予心外按压。但是对于存在心外按压禁忌证如多发创伤合并肋骨骨折、心脏外科手术后的患者建议采用腹部提压心肺复苏术。及时给予不同形式的溶栓治疗是救治高危 PTE 患者的首选方法。大多数 VTE 患者按照现有指南可以顺利接受外周静脉的系统溶栓或者抗凝治疗。但是，临床上时常会遇到具备溶栓或者抗凝治疗适应证，但又同时存在溶栓或者抗凝治疗禁忌证的患者。现有研究也推荐了对于存在血流动力学不稳定的 PTE 患者可以采用在 ECMO 及下腔静脉滤器置入术后的溶栓治疗；血流动力学稳定的 PTE 患者如近期手术、血小板下降、严重贫血、既往有卒中或颅内占位性病变、既往心肺储备功能差、孕妇、活动期肿瘤、下肢近端深静脉漂浮血栓等情况时需要借助于其他手段如介入碎栓、血栓抽吸、开胸取栓、下腔静脉滤器置入等治疗。

药物溶栓治疗需要注意以下几步：第一步，是否具有溶栓的适应证？第二步，是否具有溶栓的禁忌证？应该注意的是 r-tPA 并非高选择性的纤溶酶原激活，同样会消耗纤维蛋白原，当溶栓之前纤维蛋白原 < 1.5 g/L，溶栓导致的出血风险加大。这一点非常重要，务必仔细核实。对于存在系统溶栓治疗的禁忌证或者伴有高出血风险的 PTE 患者，尤其是血栓负荷明显超过继发纤溶能力时，给予及时的介入碎栓、局部溶栓及血栓抽吸治疗，会取得非常满意的疗效。PERT 的建立，无疑为存在复杂情况下的 PTE 或者 VTE 患者带来了福音。但是，必须强调的是 VTE 的病理生理特点与急性冠脉综合征截然不同，VTE 具有更高的出血风险，必须充分评估患者的获益/风险比，绝不能为了追求高新尖的介入手段而随便放弃简单、无创的静脉溶栓治疗手段。

3．个体化

临床面临的各种不同状态的 PTE，多因伴随或隐藏着基础疾病时表现出不同的状态。所以，不能僵硬地执行指南的推荐。2019 年 ESC 之所以在抗凝治疗中分为肿瘤患者、非肿瘤患者，就是因为肿瘤 PTE 患者应用的抗凝治疗（建议急性期低分子肝素）不同于非肿瘤 PTE 患者。同时，对于孕期的治疗也是推荐了低分子肝素全程治疗方案。笔者结合临床的实际问题，在此重点提炼出常见的细节供读者参考。

3.1　皮肤损伤或者穿刺点的管理

存在晕厥的患者在抗凝，尤其是溶栓治疗前，必须对所有的穿刺点及皮肤摔伤处进行加压包扎，但是，即便是体表也不是所有地方都能实现加压包扎，如眼周部（图 3 - 1）；各种穿刺点的止血，如股动脉或者桡动脉穿刺行造影检查的穿刺点（图 3 - 2）。

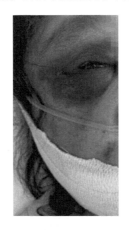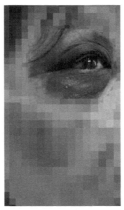

图 3 -1　晕厥患者伴有下颌、眼眶部摔伤，溶栓后出现下颌、眼眶处
皮下出血（左图为溶栓后出血表现，右图为血肿部分吸收）。

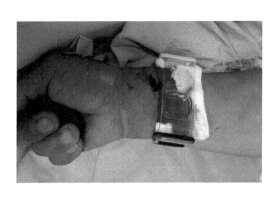

图 3-2 冠脉造影穿刺点处的出血情况

注：这是一例疑似"冠心病"行冠脉造影提示阴性结果，后经 CTPA 确诊为 PTE 的患者。溶栓治疗过程中冠脉造影穿刺点处的出血情况。

3.2 心肺复苏后高危 PTE 患者溶栓治疗警惕出血

PTE 导致的心跳呼吸骤停，第一时间给予心肺复苏是必要的。但是，通过溶栓治疗解除右心室流出道梗阻才是解决患者的血流动力学不稳定的根本措施。这里提醒读者，插管过程中会有不同程度的气道黏膜的损伤，溶栓及后续的强化抗凝治疗均会增加出血的风险（图 3-3）。同时需要注意几点：①吸痰时动作轻柔，避免加重出血；②注意出血量及颜色；③脱机时必须做漏气试验（否则很容易出现拔管失败），这一点很关键。

3.3 右心血栓

急性 PTE 患者右心房血栓发生率为 4%~8%。主要包括三种类型：A 型早期死亡率较高，血栓长而薄，蠕虫状移动与临床重症 PTE 相关。心输出量低，肺动脉高压和严重三尖瓣关闭不全，利于促进血凝块从外周静脉缓慢的转移至肺血管；B 型由静止的

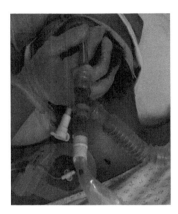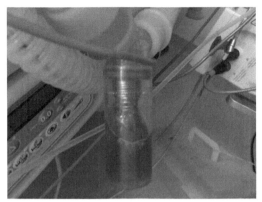

图 3-3 复苏过程中挽救性溶栓的 PTE 患者出现气道出血表现

非特异性血栓组成，60% 的病例与 PTE 无关，且早期死亡率低；另外还有一小部分血栓是中间产物（C 型），其特点包括可移动，非蠕虫状，有阻塞右心房或心室血流的潜在风险。CTPA 确诊 A 型血栓非常有效，敏感性为 100%，但无右心室扩张患者由于不完全对比灌注可能会存在假阳性。目前，右心血栓的最佳治疗方案仍不清楚。溶栓治疗患者虽然血流动力学改善明显，但死亡率（36%）非常高。因此，AHA 指南推荐手术取栓作为本组的最佳治疗方法。但是临床上并非都能按照指南按部就班执行，有时候争取时间在不具备手术条件或者来不及手术时，迫不得已也可以采用系统溶栓。下面这例为明确诊断的中高危 PTE 患者（图 3-4），当抗凝治疗（华法林）INR 达 2.25 时，常规检查 UCG 发现右心血栓（A 型）（图 3-5），准备手术取栓过程中，出现血流动力学的突然变化，瞬间心跳呼吸停止。在别无选择的情况下，当机立断给予了静脉 r-tPA 100 mg 溶栓治疗，尽管出现了气道、消化道出血，但是挽救了患者的生命。

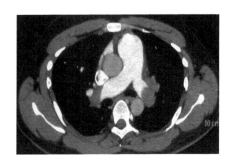 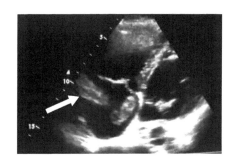

图 3-4　CTPA 提示双肺主干明确充盈缺损（入院时）

图 3-5　抗凝 1 周基本达标时复查 UCG 提示右心房漂浮血栓（白色箭头）

3.4　脑卒中

致死性 PTE 是卒中后 2~4 周最常见死因。出血性卒中后 3 或 6 个月内是溶栓治疗的禁忌证。一项卒中后 3 个月内发生 PTE 患者接受溶栓治疗的研究表明未增加颅内出血的发生率。尽管缺血性卒中不是溶栓治疗的绝对禁忌证，但尚缺乏数据量化卒中后溶栓治疗时间窗。特定的颅内占位性病变，例如脑膜瘤并不影响溶栓治疗的决策。卒中指南建议推迟抗凝治疗，房颤合并局部缺血性卒中患者 2 周后进行抗凝，但对于合并 PTE 患者抗凝治疗的意见尚存在分歧：英国卒中指南推荐近端 DVT 或 PTE 时予以抗凝，而 AHA 指南不推荐中至重度卒中患者进行初始抗凝治疗。PTE 患者伴有原发性出血性卒中或近期显著出血时，可考虑下腔静脉（IVC）滤网植入和推迟抗凝是合理的。

3.5 慢性栓塞性肺动脉高压治疗

一旦诊断为慢性栓塞性肺动脉高压（chronic thromboembolic pulmonary hypertension，CTEPH），无论选择何种治疗方案，均需要终生抗凝。肺动脉内膜剥脱术（pulmonary endarterectomy，PEA）成为治疗 CTEPH 证据级别最高的外科手术治疗手段。但是对于没有手术适应证或者 PEA 后顽固的肺高压、复发的肺高压患者可以考虑介入治疗，如肺动脉球囊扩张术（Balloon Pulmonary Angioplasty，BPA）或联合肺高压的靶向药物治疗等。BPA 治疗指证：①栓塞部位手术难度过大；②PVR 升高程度与可行手术的栓塞部位程度不匹配；③PVR > 15 wood；④年龄或并发症等原因无法行手术治疗；⑤PEA 术后仍存在肺高压。BPA 虽然能够有效降低肺动脉压，但术后肺水肿的发生率较高，所以需要有缜密的术前病情评估及经验丰富的 CTEPH 治疗团队。基于对 BPA 治疗的 RCT 研究，现有指南对 BPA 的推荐有增加趋势。虽然 PEA 和 BPA 可以有效减轻右心衰竭症状，但是否手术治疗或者手术方式的选择，还需结合患者情况（如年龄、肺血管阻力、栓子部位及右心室衰竭的程度）、手术团队的经验及整体的医疗条件而定。在疾病的不同阶段会选择不同的治疗方案，或将 PEA 及 BPA 联合应用。

这是一例明确诊断为 CTEPH 的患者（图 3 - 6），本次因重度的右心衰竭入院，临床快速评估之后转至我院心外科进行 PEA，手术剥离出血栓（图 3 - 7）。术后 24 小时拔除气管插管

（图3-8），术后半年门诊随访时肺功能得到显著的改善。门诊随访3年，状态良好（图3-9）。

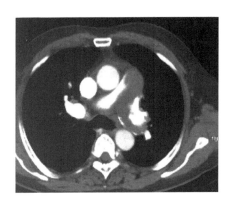

图3-6 术前的 CTPA

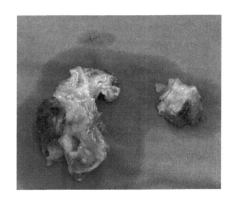

图3-7 术中剥离出肺动脉的血栓

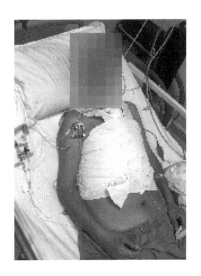

图3-8 术后24小时

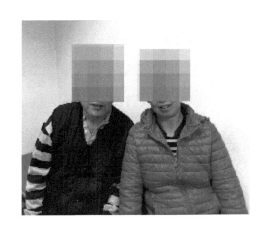

图3-9 术后半年门诊随诊

3.6 血小板减少

当 PTE 患者同时伴有血小板减少，治疗非常棘手，尤其是降至

5 万以下时，需要严密观察抗凝治疗带来的出血风险。当降至 2 万以下时抗凝风险进一步加大甚至迫不得已停用抗凝药物。如果患者 PTE 处于急性期、D-Dimer 明显升高、CTPA 又明确提示新鲜血栓同时又合并了血小板严重减少，临床医师还需要考虑哪些因素呢？

还是看这样一例，30 岁，男性，主诉"活动后气短 3 天，加重伴晕厥 1 次"住院，BMI 33.95，CTPA 明确诊断为 PTE（图 3 - 10，图 3 - 11）；凝血检查提示：PT 13.40 秒，APTT 43.78 秒（＞正常高限 35 秒），INR 1.15，D-Dimer 7 800 ng/mL；肝、肾功能正常；心电图提示 $S_I Q_{III} T_{III}$ 及胸导联的广泛 T 波导致（图 3 - 12）；血常规显示血小板为 $2.1 \times 10^9/L$，余正常。查体：神清，BP 140/90 mmHg，P 120 次/分，RR 28 次/分，SpO_2 95%（FiO_2 21%）；既往有高血压病史，BP 最高 150 ~ 170/90 ~ 95 mmHg，未规律服药，余无特殊，没有固定的体育锻炼。看到这样的结果，患者血流动力学稳定，诊断中—高危 PTE 明确。可以考虑抗凝治疗。但是由于血小板减少，患者属于抗凝治疗中危出血患者，所以在给予抗凝治疗过程中需要密切观察患者的出血倾向。PTE 诊断明确后笔者团队及时提供了抗凝治疗。回顾一下患者中青年，肥胖，既往有高血压病史。貌似肥胖、没有规律锻炼，似乎已经找到了 PTE 的原因，事实上远没有那么简单。此次明确存在血小板减少，应该考虑是血栓消耗所致？还是另有原因？这就涉及血栓事件伴有血小板减少的鉴别诊断，谈到这里读者就会想到了一个疾病——抗心磷脂抗体综合征（APS）。这就解释了血小板减少不仅仅是血栓形成导致消耗的原因，而是可能存在 APS。如果存在 APS，也就好解释了为什么该例患者入院时原本体内高凝状态却表现为检测结果提示的 APTT 延长的结果（凝血相关指标检测是要以磷脂作为底物）。所以，临床医师也要掌握关键的检验指标的检测手段及其影响因素，了解这些就不会因为血小板减少、APTT 延长导致抗凝治疗的延迟。

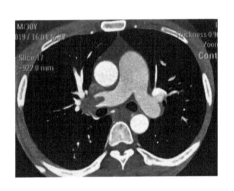
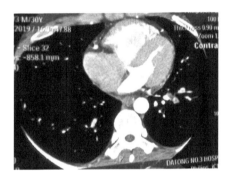

图 3 - 10　CTPA 显示肺动脉分叉
水平，右肺动脉充盈缺损

图 3 - 11　CTPA：房室瓣水平显示
右心明显大于左心（RV/LV > 1）

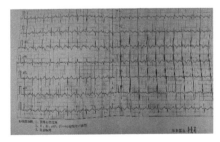
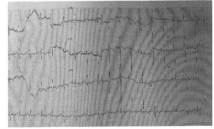

图 3 - 12　分别为外院和我院心电图，均提示明确的
$S_I Q_{III} T_{III}$ 及胸导联的广泛 T 波导致

总结：PTE 的高致死性及高致残性亟需临床医师提早预防，避免发生；对于高危科室患者均应进行 Caprini 评分或 Padua 评

分，评估患者的 VTE 风险程度并及时给予相应措施的预防；一旦有症状，wells 评分或 Geneva 评分可以帮助医师判断 VTE 的可能性及下一步的诊断方向；对明确诊断的 PTE 后及早进行危险分层并给予积极有效的标准化、多元化、个体化的治疗。

参考文献

1. 米玉红，程显声，王立祥.《中国心肺复苏专家共识》之静脉血栓栓塞性心搏骤停指南. 中华危重病急救医学杂志. 2018，30(12)：1107 – 1111.

2. GE J, LI Y, JIN X, et al. ET AL. Venous thromboembolism risk assessment and thromboprophylaxis among hospitalized acute medical patients in China—the RAMP study. Thromb Res. 2010；126(4)：270 – 275.

3. ZHAI Z, KAN Q, LI W, et al. VTE Risk Profiles and Prophylaxis in Medical and Surgical Inpatients：The Identification of Chinese Hospitalized Patients' Risk Profile for Venous Thromboembolism (DissolVE-2)-A Cross-sectional Study. Chest, 2019；155(1)：114 – 122.

4. HEIT JA. The epidemiology of venous thromboembolism in the community. Arterioscler Thromb Vasc Biol, 2008, 28：370 – 372.

5. SWEET PH, ARMSTRONG T, CHEN J, et al. Fatal pulmonary embolism update：10 years of autopsy experience at an academic medical center. JRSM Short Rep 2013；4：2042533313489824.

6. ZHANG Z, LEI J, SHAO X, et al. Trends in Hospitalization and In-Hospital Mortality From VTE, 2007 to 2016, in China. Chest. 2019, 155(2)：342 – 353.

7. BARCO S, MAHMOUDPOUR S H, VALERIO L, et al. Trends in mortality related to pulmonary embolism in the European Region, 2000- 15：analysis of vital registration data from the WHO Mortality Database. Lancet Respir Med, 2020, 8(3)：277 – 287.

8. WENDELBOE AM, MCCUMBER M, HYLEK EM, et al. Global public awareness

of venous thromboembolism. J Thromb Haemost, 2015, 13: 1365 – 1371.

9. NICE. Venous thromboembolism in over 16s: reducing the risk of hospital-acquired deep vein thrombosis or pulmonary embolism. NICE guidance 89. 2018. https://www.nice.org.uk/guidance/ng89

10. PENALOZA A, VERSCHUREN F, MEYER G, et al. Comparison of the unstructured clinician gestalt, the wells score, and the revised Geneva score to estimate pretest probability for suspected pulmonary embolism. Ann Emerg Med 2013; 62: 117_124 e2.

11. KLOK FA, MOS IC, NIJKEUTER M, et al. (2008) Simplification of the revised Geneva scorefor assessing clinical probability of pulmonary embolism. Arch Intern Med 168: 2131 – 2136.

12. WELLS PS, GINSBERG JS, ANDERSON DR, et al. Use of a clinical model for safe management of patients with suspected pulmonary embolism. Ann Intern Med, 1998, 129: 997 – 1005.

13. DOUMA RA, GIBSON NS, GERDES VE, et al. Validity and clinical utility of the simplified Wells rule for assessing clinical probability for the exclusion of pulmonary embolism. Thromb Haemost, 2009, 101: 197 – 200.

14. 米玉红. 我国急诊医生对静脉血栓栓塞症的诊治现状调查. 中华急诊医学杂志, 2019, 29(8): 1082 – 1086.

15. KEARON C, AKL EA, COMEROTA AJ, et al. Antithrombotic therapy for VTE disease: Antithrombotic Therapy and Prevention of Thrombosis, 9th ed: American College of Chest Physicians Evidence-Based Clinical Practice Guidelines. Chest, 2012, 141 (2 Suppl): e419S – 494S.

16. KEARON C, AKL EA, ORNELAS J, et al. Antithrombotic Therapy for VTE Disease: CHEST Guideline and Expert Panel Report. Chest, 2016, 149(2): 315 – 352.

17. KONSTANTINIDES SV, TORBICKI A, AGNELLI G, et al. 2014 ESC guidelines on the diagnosis and management of acute pulmonary embolism. Eur Heart J, 2014, 35 (43): 3033 – 3069.

18. KONSTANTINIDES SV, MEYER G, BECATTINI C, et al. 2019 ESC Guidelines

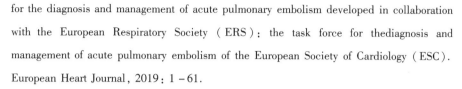

for the diagnosis and management of acute pulmonary embolism developed in collaboration with the European Respiratory Society (ERS): the task force for thediagnosis and management of acute pulmonary embolism of the European Society of Cardiology (ESC). European Heart Journal, 2019: 1 – 61.

19. 中华医学会呼吸病学分会肺栓塞与肺血管病学组,中国医师协会呼吸医师分会肺栓塞与肺血管病工作委员会,全国肺栓塞与肺血管病防治协作组. 肺血栓栓塞症诊治与预防指南. 中华医学杂志, 2018, (14): 1060 – 1087.

20. 米玉红. 中危急性肺栓塞患者补救性溶栓治疗时机初探及理念更新. 中华急诊医学杂志, 2019, 28(8): 280 – 285.

21. MEYER G, VICAUT E, DANAYS T, et al. Fibrinolysis for patients with intermidiate-risk pulmonary embolism. NEJM, 2014 Apr 10, 370(15): 1402 – 1411.

22. 程显声,何建国,柳志红,等. 对急性肺栓塞中危患者溶栓疗法的建议. 中华医学杂志, 2011, 91(32): 2236 – 2238.

23. AGARWAL S. CLARK D, SUD K. et al. Gender disparities in outcomes and resource utilization for acute pulmonary embolism hospitalizations in the United States. Am J CardioI, 2015, 116(8): 1270 – 1276.

24. BARRIOS D. MORILLO R. GUERASSIMOVA L. et al. Sex differences in the characteristics and short-term prognosis of patients presentl with acute symptomatic pulmonary embolism. PLoS One, 2017, 12(11): eOI87648.

04 注重求因——PTE 应视为症状

  PTE 一旦得到明确诊断，不仅仅是决策抗凝或者溶栓等治疗方案就够了。下一步寻找原因成为重要的一项工作，这项工作可以是贯穿整个治疗过程。所以，确诊 PTE 只是诊断、治疗的开始，远非终点。尽可能找到诱发患者出现本次血栓事件的原因，只有这样医师才能有针对性地决策抗凝药物种类、抗凝药物治疗的疗程等。尽管完成了指南规定的抗凝疗程，仍有约 40% 的 PTE 患者无法找到诱发因素，也不要轻易放弃对诱发因素的寻找。在此需要提醒注意的是，找不到诱因并不意味着没有诱因。笔者院外随访资料证实，部分患者的诱因会逐渐表现出来比如确定肿瘤证据，或者结缔组织病证据，更可能是代谢紊乱证据等。所以，院外随访不仅仅是监督、指导抗凝治疗，对继续寻找 PTE 的诱因同样非常重要。随着认识的深入，会有更多的最初没有被认为是诱因的因素逐渐被纳入了 VTE 的诱发因素。一个患者可以存在一个或多个危险因素，提醒读者不要因为找到了一个危险因素，而忽视对其他危险因素的寻找。

强调寻找诱因的重要性在于，PTE 患者出院后的抗凝疗程最终取决于患者的诱因是否得到有效控制或祛除。无论是一次性制动或一次外科手术触发的 PTE（或者 VTE），还是暂时没有发现诱因的 PTE，停药后均存在不同比例的复发。资料证实存在明确诱因（如明确外科手术）的 VTE 患者停药 5 年后复发率 3%，无明确诱因的 VTE 患者停药 5 年后复发率 30%，活动期肿瘤患者 VTE 复发率每年 15%，非外科情况（雌激素替代治疗，怀孕，下肢骨折，飞行 >8 h）5 年 VTE 复发率 15%。所以，VTE 的治疗效果及复发的风险，最终取决于是否有效地剔除诱因。

最常见的与 VTE 相关的基础疾病如肿瘤、阻塞性睡眠呼吸暂停综合征（obstructive sleep apnea syndrome，OSAS）、肾病综合征、结缔组织病、代谢紊乱综合征、高同型半胱氨酸血症、妊娠、口服避孕药等疾病。笔者发现，上述常见诱因可以在住院期间明确，还可能在出院后随访期间才能确定，如肿瘤或结缔组织病等。肿瘤或结缔组织病以 VTE 事件作为首发症状，临床上并不少见。需要提及的是特殊时期或特殊疾病合并 VTE，如老年人、儿童、孕期或肿瘤等将会在后面的章节中具体阐述。

这里重点介绍求因的具体思路，还是通过病例来说明如何求因：

例1　患者男性、33 岁，身高 180 cm，体重 119 kg（BMI 36.7 kg/cm²），主诉"活动后气短 3 天，加重伴有晕厥 1 次"入院。既往，体健，喜坐，不喜欢活动（每次坐 4 ~ 5 小时非常常见）。入院 CTPA 诊断 PTE 明确（图 4 - 1，图 4 - 2）。

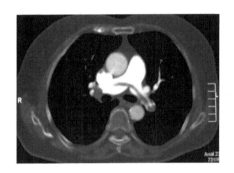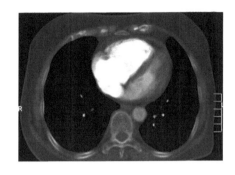

图 4 - 1　CTPA 显示肺动脉
骑跨血栓

图 4 - 2　CTPA 房室瓣水平显示
右心室明显大于左心室，
提示右心室扩张

看到病史，似乎完全可以用肥胖、不喜欢运动、久坐等原因来解释患者出现 PTE 的原因了。事实上，故事远未结束。仔细看化验结果，血白蛋白明显低于正常（22 g/dL）。如此肥胖的患者，如何解释低蛋白血症呢？笔者查房时追问一线医师，发现尿常规检查显示尿蛋白（+++）。此时患者出现本次血栓事件的诱因是不是又该补充或修正了呢？肾病综合征诊断就真的到位了么？成人单纯肾病综合征相对比较少见，所以，还需要区别是原发性肾病综合征还是继发肾病综合征。于是下一步需要通过肾穿刺寻找原因，最终结果证实为肾炎性肾病，目前仍在门诊随访中。

看到这里读者就知道了，肾病综合征的并发症之一就是高凝状态，患者具备了成为形成血栓的重要条件。肾病综合征合并血栓事件的发病机制与大量蛋白质丢失伴随小分子的 AT-Ⅲ 丢失有关，加之肾病综合征多伴有高脂血症等增加了血液黏滞度，进一步导致了静脉血栓事件的发生。

当读到这里的时候，是不是开始认同了 VTE 绝不是单纯疾病了，这也是笔者一直认为可以把 VTE 或者 PTE 视为症状，这样才会提醒医师有意识去寻找诱发血栓事件背后的原因。临床工作中收治大量的 PTE 患者之后，就会发现每一个 PTE 患者都有自己的特点。所以，需要医师具有善于发现"现象背后故事"的综合能力。本例即便是有了显而易见的肥胖、不喜欢运动等诱因，仍需要尽可能通过常规检查进一步排查其他可能的疾病。这也是笔者认为界定 PTE 为症状更准确的原因，只有这样才会时刻提醒医师尽力发现 PTE 这个症状背后的疾病。时刻提醒自己去发现患者 VTE 事件的诱因非常重要，这也是 2019 年 ESC 关于 VTE 指南明确规定的抗凝疗程是基于患者诱因而定的重要原因。

本例患者同时进行了多导睡眠监测的检查，发现存在重度的 OSAS。众多周知，OSAS 成为心血管疾病（如急性冠脉综合征）的重要的危险因素。当然，OSAS 也是 VTE 的高危人群，其病理、生理机制是多因素共同结果：如胸腔负压巨大的波动、间断低氧及高二氧化碳血症、交感神经系统激活、低氧或氧化应激导致的系统炎症反应及血管内皮细胞受损、血小板过多活化及代谢紊乱、继发血浆纤维蛋白原的水平升高等多种导致高凝状态的因素。这种高凝状态与 OSAS 的严重程度相关，也是导致 VTE 重要机制。

我们知道，OSAS 的严重程度与睡眠呼吸暂停低通气指数

（apnea hypopnea index，AHI）有关。相关研究显示：VTE患者中至重度（AHI≥15）OSAS的发生率约为41%，亚组分析结果显示亚洲人群和西方人群分别为33%和45%；重度（AHI≥30）OSAS的发生率约为19%，亚组分析亚洲人群和西方人群分别为20%和19%。一项队列研究显示，1424名新诊断的OSA患者，以及从保险记录中选择的14240名受试者，随访了5年OSAS患者的VTE发生率（1.3% *vs.* 0.5%）和DVT发生率（1.2% *vs.* 0.5%）是无OSA患者的2倍。Hong等研究显示，中度或重度OSAS患者的PT明显短于对照组。Mehra和他的同事，发现随着OSAS程度加重即便是干扰因素已经纠正，但随着AHI的加重，纤维蛋白原及PAI-1的水平明显增加。与无OSAS的VTE患者相比，OSAS患者使用较高的华法林剂量才能达到理想的INR水平；同样，停药后D-Dimer升高水平普遍比对照组升高。有研究显示，OSAS同样成为PTE复发的重要危险因素，并提示OSAS患者应该继续使用抗凝治疗以避免新的血栓事件的发生。研究同时发现，OSAS患者的凝血活性、血小板功能和纤溶系统在短期和中期的CPAP干预治疗会得到一定程度的改善。

再看看另外一例患者。

例2　一位44岁男性患者，因主诉"喘憋3天"，以"喘憋待查"就诊。5年前"急性心肌梗死"史，2年前因"急性脑梗死"遗留右半身肢体瘫痪，长期卧床，生活不能自理。曾经有高血压，2年前血压正常后未再服药。否认家族史。查体：左下肢明显增粗（膝上：左侧 47 cm／右侧 42 cm；膝下：左侧 34 cm／右侧 32 cm）。CTPA 明确提示 PTE（图 4 - 3）及右心室增大（图 4 - 4）。心电图提示陈旧心肌梗死，脑 CT 提示陈旧脑梗。

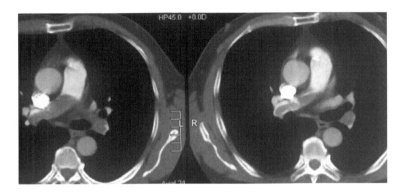

图 4 - 3　CTPA：显示肺动脉主干及双侧肺动脉充盈缺损

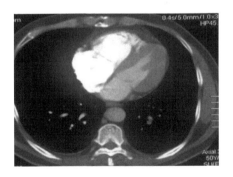

图 4 - 4　CTPA：房室瓣水平右心房及右心室明显扩大

这是一例中青年患者，虽然明确诊断急性 PTE，但是既往存在的陈旧的冠状动脉及脑动脉病变病史，就成了一个重要的寻找诱因的信号。什么原因让一位 44 岁年龄的患者先后经历了动、静脉血栓事件呢？即便是有遗传性易栓因素，也可能会存在获得性易栓因素。或者说，即便存在遗传性危险因素，往往会在外在的环境触发时才会发病。那么究竟是什么触发因素呢？本例先后出现动、静脉血栓，应该警惕两种情况：肿瘤、高同型半胱氨酸血症。很显然，用肿瘤解释 5 年的病史不太合理，于是第一时间检查血同型半胱氨酸，结果超过了正常 4 倍以上。该例患者明确诊断为高同型半胱氨酸血症。前瞻性研究显示，同型半胱氨酸每增高 5 μmol/L，VTE 风险增加 27%（95% CI：1～59）。回顾性研究增加约 60%（95% CI：10～134）。本例诊断明确、诱因发现之后治疗就简单了，非常遗憾的是如果几年前也能发现这个异常，尽早纠正，或许会避免后续疾病的发生。

总结：在诊断 VTE 或者 PTE 时，千万不要认为诊断明确了，无论溶栓还是抗凝顺利就万事大吉了。重要的是，明确诊断及第一时间的治疗才是刚刚开始，综合分析患者的基础情况、仔细分析相应检查和检验的结果，时刻有寻找诱因的意识，甚至这种意识需要贯穿院内和院外抗凝治疗的整个过程。

参考文献

1. KEARON C, AKL EA, ORNELAS J, et al. Antithrombotic Therapy for VTE Disease：CHEST Guideline and Expert Panel Report. Chest. 2016 Feb；149（2）：315－352.

2. KONSTANTINIDES SV, MEYER G, BECATTINI C, et al. 2019 ESC Guidelines for the diagnosis and management of acute pulmonary embolism developed in collaboration with the European Respiratory Society （ERS）：the task force for thediagnosis and

management of acute pulmonary embolism of the European Society of Cardiology (ESC). European Heart Journal, 2019, 00, 1 −61.

3. SHAMSUZZAMAN A, AMIN RS, CALVIN AD, et al. (2014) Severity of obstructive sleep apnea is associated with elevated plasma fibrinogen in otherwise healthy patients. Sleep Breath 18(4): 761 −766.

4. LIPPI G, MATTIUZZI C, FRANCHINI M. Sleep apnea and venous thromboembolism. A systematic review. Thromb Haemost, 2015, 114: 958 −963.

5. HONG S-N, YUN H-C, YOO JH, et al. Association Between Hypercoagulability and Severe Obstructive Sleep Apnea. JAMA Otolaryngol Neck Surg, 2017, 143: 996 − 1002.

6. MEHRA R, XU F, BABINEAU DC, et al. Sleep disordered breathing and prothrombotic biomarkers: cross-sectional results of the Cleveland Family Study. Am J Respir Crit Care Med, 2010, 182: 826 −833.

7. ALONSO-FERNáNDEZ A, SUQUIA AG, DE LA PEÑA M, et al. OSA Is a Risk Factor for Recurrent VTE. Chest, 2016, 150: 1291 −301.

8. PENG Y-H, LIAO W-C, CHUNG W-S, et al. Association between obstructive sleep apnea and deep vein thrombosis/pulmonary embolism: A population-based retrospective cohort study. Thromb Res, 2014, 134: 340 −345.

9. HEIT JA, SPENCER F, WHITE R. The epidemiology of venous thromboembolism. J Thromb Thrombolysis, 2016, 41: 3 −14.

10. DEN HEIJER M, LEWINGTON S, CLARKE R. Homocysteine, MTHFR and risk of venous thrombosis: meta-analysis of published epidemiological studies. J Thromb Haemost, 2005, 3(2): 292 −299.

11. GE J, LI Y, JIN X, et al. Venous thromboembolism risk assessment and thromboprophylaxis among hospitalized acute medical patients in China—the RAMP study. Thromb Res, 2010, 126(4): 270 −275.

12. 米玉红. 我国急诊医生对静脉血栓栓塞症的诊治现状调查. 中华急诊医学杂志, 2019, 29(8): 1082 −1086.

05 加强院外随访——视 PTE 为慢性病

　　作为症状存在的 PTE 概念的界定及其高复发率的证据，有理由将 PTE 列为慢性病。PTE 患者出院后很长一段时间之内仍需继续观察以发现可能存在的诱因、患者的抗凝治疗是否出现相关并发症、抗凝期间其他疾病如何接受安全的诊断或治疗等。笔者对 PTE 患者随访多年，患者会存在很多合并问题需要不断调整抗凝治疗方案。坦率地说，到目前为止还没有一个明确、成熟的 PTE 患者院外随访的方案。笔者就自己的临床经验，摸索出一套院外随访治疗方案，提供给读者参考。

一、院外随诊的必要性

　　类似于高血压、冠心病、慢性支气管炎一样，PTE 同样需要院外的长期管理。所以，应该将 PTE 作为慢性病看待。抗凝治疗成为公认的有效治疗和预防 VTE 复发的重要手段。但是，规范的抗凝治疗只能纠正发病初期原有的纤溶、凝血机制异常，以确保抗凝期间血栓事件的复发。延长抗凝疗程并不能减少停药后的患者的复发率，终止抗凝治疗其预防复发的作用随即消失。前面章节中介绍了 VTE 在停止抗凝药物治疗后仍存在明确的复发倾向。并显示无明确诱因的 VTE 患者，停药后复发比例高于存在明确诱因的 VTE 患者。即便是明确的、一过性、重大、可逆的外科情况，停药后 5 年仍有 3% 的复发率。其原因很容易理解，抗凝治疗本身并不能真正地消除导致形成血栓的危险因素，尤其是对于没有明确诱因的首次 VTE 患者，停药后具有强烈的复发倾向。这也是笔者注重 PTE 患者院外必须规律随访的重要原因。

　　总结起来说，院外管理的重要性体现在三个方面：①确保抗凝治疗的有效性，真正达到预防血栓事件复发的目的；②确保抗凝治疗的安全性，避免各种原因导致的抗凝过量所致的出血；③尽可能帮助患者纠正、解决原有的诱因或发现患者可能存在的潜在的诱发血栓事件的因素。即便是一次膝、髋关节置换术后 VTE 的患者，也不要随便放弃患者可能存在的内科疾病的寻找。临床经常会发现这样的患者，明确是一次性手术、手术后制动出现的静脉血栓事件，但是入院后或者随访中发现患者存在各种代谢异常，如血脂、血糖、同型半胱氨酸水平逐渐上升，如果不注意及时给予宣教和纠正，很容易导致停用抗凝药物后复发的事件。读到这里院外随诊的内容就不仅仅是监测抗凝力度是否合适那么简单了。还需要进一步动态观察患者住院期间的潜在的异常指标和定期动态复查相关的内科指标。

如何实现院外管理呢？迄今为止，无论国内还是国外均没有一个标准的随访计划。笔者在前面章节谈到，肿瘤或者结缔组织病有可能以 VTE 作为首发症状，很可能在 VTE 事件之后得到确诊，或者即便存在可能性但尚未达到确诊标准，需要院外动态随诊以尽快明确。所以，患者更需要在院外有相对固定的医师或抗栓门诊随诊以确保抗凝的安全、有效和明确可能的原因。

为了方便理解还是举例说明吧。这是一位中老年男性患者，主诉"活动后喘憋 2 天，加重伴有晕厥 1 次"来诊。10 天前因左侧"斜疝"接受手术治疗，虽未接受预防性抗凝治疗，术后第 2 天即开始床旁活动，术后 5 天出院。既往体健，否认家族史。入院后 CTPA（略）明确诊断为急性 PTE（中—高危），疝气修补术后。入院后，进行了一系列检查，只有前列腺特异性抗原（prostate specific antigen，PSA）略高于正常上限，前列腺超声未见异常。经过抗凝治疗之后病情很快稳定，予以出院。出院后每月复查 PSA，依旧波动于正常上限，出院 4 个月时复查 PSA 明显升高至正常上限 2 倍，再次复查前列腺超声发现 0.9 cm×1 cm 结节，穿刺病理结果提示为前列腺癌。得知患者接受了局部放疗和口服靶向治疗，我们调整口服抗凝药物为低分子肝素。1 年后前列腺癌完全治愈，恢复口服抗凝药物抗凝，因为存在其他原因，继续随诊现已 3 年余。这例患者的整个病程说明，尽管有一过性外科手术，也有存在其他易栓因素的可能，如果未及时发现 PSA

的疑点，很可能漏诊前列腺癌的诊断甚至失去治疗的机会。研究证实，恶性肿瘤导致血栓事件的风险是非肿瘤的 30 倍，其特点及治疗会在特殊疾病章中进一步讨论。

院外随访的另一个重要原因是，治疗不正规的无症状或症状性复发的 VTE 患者远高于正规抗凝治疗的患者。所以院外随访需要通过检验及患者的症状综合判断抗凝治疗的安全性和有效性。同时，笔者在随访的 PTE 患者中发现，PTE 患者机体存在的代谢紊乱如血脂代谢异常与 VTE 复发存在很大的相关性。

二、随访策略及出血管理

尚缺失 PTE 患者统一的、标准的院外随诊方案。笔者在这里总结了我们门诊的随访方案，供读者参考。

1. 患者基线数据及出院标准

依据 PTE 患者的临床分型给予溶栓后序贯抗凝或直接抗凝治疗（请见第三部分的防控结合），待 D-Dimer 降至正常范围后（经年龄校正后），并完善基线资料、检验和检查之后予以出院。记录患者本次发病的触发因素及基线资料；如年龄，性别，体重指数（body mass index，BMI），家族史，既往史（如高血压、冠心病、脑血管疾病、吸烟、激素替代治疗及相关疾病的治疗情况等），检验/检查内容包括 CTPA 及双下肢静脉超声外，血脂、糖化血红蛋白、同型半胱氨酸（homocysteinemia）、肿瘤标志物、风湿性疾病相关抗体（需要根据患者情况而定）；抗凝治疗一周内

CTPA（限于住院时血栓负荷量较大或接受溶栓治疗后的患者）和肺灌注/通气显像（V/Q scan）、UCG（溶栓治疗24小时内）、心电图（住院期间每天至少一份）、多导睡眠监测（必要时）等项目。

2. 抗凝治疗有效性、安全性随诊

2.1 每周复查 PT 和 D-Dimer（使用华法林或利伐沙班）和 INR（使用华法林，维持 INR 2~3），正常 4 次后改为每 2 周一次，符合要求 4 次后改为每月一次。连续 2~3 次检查均达标才会视同为抗凝治疗达标，对于连续两次凝血未达标者或完全没有定期复查者视为抗凝治疗不正规。

2.2 正规抗凝治疗 3 个月复查肝、肾功能、UCG，了解出血风险及肺动脉压力变化情况（如果存在肺动脉高压，需要复查 CTPA）。

2.3 抗凝 6 个月和 12 个月均复查肺灌注和双下肢静脉超声（必要时检查 CTPA 或出院时如果肺灌注阴性则以 CTPA 为主，并同时复查肺灌注）；复查血脂、糖化血红蛋白、同型半胱氨酸及肿瘤标志物（必要时）等代谢指标，评估其控制情况。进一步评价患者存在的诱发血栓或可能会停药后触发血栓事件的相关因素。

2.4 DOAC 药物优于 VKA 的最大特点是受食物、药物影响较小，所以说明书中有这样一句话，"无须常规检测凝血"。但是必须强调，"无须常规检测"并不代表不用检测。使用 DOAC 药物无论是 X 因子拮抗剂还是 Ⅱ 因子拮抗剂，尤其是急性期在使用负荷量

（如利伐沙班 15 mg Bid）时还是关注一下凝血（建议使用 Xa 因子拮抗剂关注 PT；使用 IIa 因子拮抗剂关注 TT）。如果明显升高尤其是对高龄、肾功能减退或合用抗血小板药物等更需要监测，必要时通过 IIa 因子或者 IIa 因子活性，关键时减量甚至停止使用。

2.5　2019 年 ESC 指南中强调对于一过性、重大、可逆的外科情况诱发的 PTE，抗凝治疗至少 3 个月。除此之外，建议抗凝治疗 1 年后评估，评估血栓风险及出血风险，以决定是否继续抗凝还是终止抗凝。多年来，笔者认为我们的随访方案有很强的实用性，供读者参考。

3. 随访期间伴随疾病的处理

PTE 患者存在很多诱发因素均为内科疾病，在抗凝治疗过程中很容易与原发疾病的治疗重叠从而增加出血的风险，如合并冠心病或动脉硬化性疾病时经常会同时使用抗血小板药物、发现恶性肿瘤需要手术及放化疗等（会在第六部分讨论）。此处谨介绍临床上常见的伴随情况及其处理建议：

3.1　牙龈疾病

抗凝药物期间最常见的主诉是合并牙龈出血、鼻黏膜出血等。遇到这种情况时建议，首先需要检查凝血功能，排除是否抗凝药物过量。一旦排除了抗凝相关的出血，绝大部分患者存在牙龈或者鼻黏膜疾患，可以专科处理的同时接受抗凝治疗，无须停药。

3.2　胃肠道镜检

抗凝期间出现便潜血阳性、既往肠息肉需要定期复查或 CEA

持续升高不除外肠道肿瘤时，会涉及胃肠镜检查等就需要具体问题具体分析了。如果 PTE 还在 3 个月内的急性期，最好在正规治疗 3 个月后复查（高度怀疑肠道恶性肿瘤除外）；如果消化道出血明显，且非抗凝相关者，可以在 DOAC 药物停用 12 小时（Bid）或 24 小时（Qd）进行相应的有创检查；如果使用华法林，则需要 INR 降至正常范围后进行检查（急诊镜检可以使用维生素 K 5 ~ 10 mg 静脉注射拮抗）。检查或者手术后恢复抗凝治疗时机，应结合检查创伤程度及手术特点。一般 12 ~ 24 小时即可（需要考虑患者已使用抗凝治疗的时间及镜检过程中的活检部位出血的风险等情况）。

3.3 腰椎手术或关节置换

尤其是老年人最多见，因骨科疾病严重限制了活动，也不利于患者生活质量的提高及心、肺功能恢复能力的观察，反而因为行动不便增加抗凝期间出血的风险。一般会建议在正规抗凝治疗 3 个月后尽快解决骨科问题。大多数患者期望在抗凝治疗结束再进行骨科治疗，实际上是不科学的。

4. 抗凝治疗期间出血管理

4.1 与抗凝治疗有关的出血证据

抗凝期间一旦出血首选明确是否为致命性出血（4.2 中具体介绍）？是否与抗凝治疗相关？如果使用华法林抗凝，确保 INR 2 ~ 3 之间。一旦出现 INR > 5，需要维生素 K 拮抗以防止出血事件的发生。如果 INR 3 ~ 5，且患者没有出血倾向时，可以暂时停用华法林 2~3 天后复查，如果降至治疗范围，寻找出现本次异常升高的原因时可以适当减少华法林剂量。如果使用 DOAC 药物，笔者认为可以借助 PT（Xa 因子抑制剂）或 TT（Ⅱa 抑制剂）来评估是否与抗凝药物有关，必要时进行Ⅱa 或 Xa 因子活性监测以指导抗凝药物剂量的使用。

4.2 致命性出血定义及处理

目前主要参考 2018 年 EHRA 和 2020 年 ACC 推荐策略。具备下列 3 项中任何一项者，定义为致命性出血：关键部位出血（颅内、中枢神经系统、心包、气道、胸腔、腹腔、腹膜后、肢体出血）；血流动力学不稳定；临床明显的出血（血红蛋白下降 ≥ 2 g/dL 或需输入 ≥ 2 U 红细胞）。致命出血的处理策略：停止口服抗凝药与抗血小板药物；必要时考虑使用逆转剂；若患者正在服用 VKA，静脉注射 5~10 mg 维生素 K；提供局部治疗/人工压迫；提供支持性护理和容量治疗；评估并管理可能导致出血的合并症（如血小板减少、尿毒症、肝病）；考虑出血部位的外科手术管理。一旦患者出血稳定，下一步需要考虑重启抗凝时机和必要性。

4.3 非致命性出血处理策略

停止口服抗凝药；若患者正在服用 VKA，口服/静脉注射 2~5 mg 维生素 K；若患者未使用 VKA，不使用逆转剂/止血剂；提供局部治疗/人工压迫；提供支持性护理和容量治疗；若合适，停止抗血小板药物；评估和管理可能导致出血的合并症（如血小板减少、尿毒症、肝病）；考虑出血部位的外科手术管理。一旦患者情况稳定，考虑重启抗凝。

4.4　暂时性的小出血处理策略

在应用任何抗凝药的患者中，小出血都是一个特殊的问题，虽然小出血对大出血的风险并不一定有预测价值，这样的出血频繁发生，患者的生活质量将会下降，具体治疗或药物的剂量需要谨慎再评价。大多数小出血是暂时的，归类为"滋扰"性出血。如鼻衄，可开始做病因治疗，实施鼻内动脉灼烧。一般发生这类小出血应鼓励患者继续抗凝，类似暂时性的小出血，可尝试替换另一种抗凝药物治疗。

4.5　重启抗凝治疗的时机

需要兼顾患者血栓风险、出血风险及患者的意愿，决策能否重启抗凝、延缓抗凝还是恢复抗凝治疗。具有 ≥1 种以下临床指征不建议重启抗凝：阵发性房颤且 CHA_2DS_2-VASc 评分 ≤1；临时预防性应用口服抗凝治疗（如术后预防、口服抗凝药物后前壁 MI 无 LV 血栓、LAA 术后放置封堵器）；急性应激性心肌病恢复（如，Tako-Tsubo 心肌病）；首次发生 VTE >3 个月；非 AF 患者植入生物瓣膜 >3 个月。具有 ≥1 种以下因素时建议延迟重启（不具备下列任何一项建议重启抗凝治疗）：关键部位出血；再出血风险、死亡风险/再出血残疾风险高患者；出血来源尚未明确；计划手术或侵入性手术；与患者讨论后，患者拒绝或不愿意重启口服抗凝药物。

2018 年 EHRA 在致命性出血发生后重启抗凝方面又做了进一

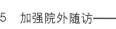

步的推荐：具有 ≥1 种以下因素时：如出血部位不清楚；消化道多发性血管发育异常；没有可逆转的可治疗因素；抗凝治疗中断时发生出血；酗酒；经皮冠脉支架植入术（Percutaneous Coronary Intervention，PCI）后需要双联抗血小板治疗；高龄等建议多学科决定，如果有必要抗凝需要 4～7 天后尽快重启抗凝。具有 ≥1 种以下因素时：如严重颅内出血；多发颅内出血点（≥19 个）；无法逆转/治疗的出血原因；高龄；抗凝治疗中断期间出血；DOAC 正常剂量或低剂量下的出血；未控制的高血压；酗酒；PCI 后需要双抗等情况时，建议多学科决定，如果有必要抗凝需要 4～8 周后重启抗凝（头颅 CT 复查之后确定无活动性出血且原出血部位已经完全吸收）。

三、抗凝疗程的确定

　　门诊随访中经常会遇到患者询问抗凝疗程问题，其实在其他的章节中已经有了答案：VTE 已经被视为慢性病。除了没有任何内科基础疾病的一次性、重大、可逆等外科情况的 VTE 患者，其他原因的患者抗凝治疗均不能在抗凝治疗 3 个月后随便停用。遗传性易栓症初次发病，无须终生抗凝治疗，但是在停药后还是需要定期随访。在接受任何治疗或患有手术时，需要第一时间告知医师，以在条件允许下给予恰当的预防手段。对于绝大多数内科疾病的 PTE 患者，多主张抗凝治疗每年评估一次（血栓与出血风险）。有一点很明确，无论是抗凝期间还是停用抗凝后，一旦出现 VTE 事件的复发，建议不限期抗凝治疗。

四、停药后随访方法及复发的判断

1. 停药后随访方法的建议

每周复查 D-Dimer，4 次正常后改为每 2 周一次，继续完成 4 次正常后改为每月一次，3 ~ 4 次后改为 2 ~ 3 个月复查，至少 12 个月甚至更长时间。

2. 停药后复发的判断

出现下列任何一项时需要警惕复发，并尽快明确。再次出现无其他原因可以解释的：呼吸困难、胸痛、心动过速等；单侧或双侧下肢肿胀、发红或张力增加等；或者随访方案中定期监测的 D-Dimer 结果显示明显升高（除外其他原因如感染等）。同时需要经过以下三种确诊手段中任何一个确诊为复发者，即视为复发（确诊检查显示首次发病未累及部位或者有明确证据证实原有部位已经恢复后再次出现的血栓事件）：CTPA 新出现的肺动脉充盈缺损，或者肺灌注/通气显像显示新发生的灌注与通气不匹配现象；加压超声检查发现下肢静脉新近出现的血栓。

3. 复发处理

一旦出现复发，均应在恢复抗凝治疗的同时寻找原因。笔者的临床观察中发现，高脂血症及高同型半胱氨酸血症成为停药后复发的主要原因。而对于年轻患者，停药后复发需要寻找先天性易栓症的证据或者合并的疾病。

例 1　抗凝中出现多部位血栓，警惕恶性肿瘤。这是一例中年男性患者，主因"胸闷、憋气 2 天，加重伴有晕厥 1 次"住院，明确诊断为 PTE，DVT。入院后给予常规肝素抗凝治疗 12 小时出现血小板急剧下降，改用阿加曲班抗凝治疗并监测 APTT（维持正常 2.5~3.5 倍），随即出现腹痛，呕血伴有便血。腹部超声提示广泛的肠系膜静脉血栓形成，因高度怀疑血液系统恶性肿瘤，进一步检查证实为髓系肉瘤。该例患者的肠系膜静脉血栓事件是在抗凝治疗期间的复发，来势凶猛并不可逆转，高度提示存在导致高凝状态的恶性疾病。

例 2　青年患者，从事 IT 行业，因为工作原因经常坐位 10 几个小时。住院明确为 PTE，经过治疗 1 年后复查双下肢静脉超声及 V/Q scan 明确提示完全恢复并予以停药。停药后 1 周复查 D-Dimer 稍高于正常上限，无任何不适未就诊。停药第 12 天，出现腹痛并行腹部超声检查发现门静脉血栓及肠系膜上静脉血栓，复查 D-Dimer 4 倍升高。考虑血栓并非常见静脉血栓部位，高度怀疑先天性易栓症的患者，并恢复抗凝治疗观察 1 周，门静脉及肠系膜上静脉血栓消失，腹痛症状消失，D-Dimer 恢复正常。门诊随访 7 年，坚持抗凝治疗至今，一般情况良好。

参考文献

1. MANETTI L, BOGAZZI F, GIOVANNETTI C, et al. Changes in coagulation indexes and occurrence of venous thromboembolism in patients with Cushing's syndrome:

results from a prospective study before and after surgery. Eur J Endocrinol, 2010, 163(5): 783 - 791.

2. KEARON C. Natural history of venous thromboembolism. Circulation, 2003, 107 (23): 22 - 30.

3. PINEDE L, DUHAUT P, CUCHERAT M, et al. Comparison of long versus short duration of anticoagulant therapy after a first episode of venous thromboembolism: a meta-analysis of randomized, controlled trials. J Intern Med, 2000, 247(5): 553 - 562.

4. BAGLIN T, LUDDINGTON R, BROWN K, et al. Incidence of recurrent venous thromboembolism in relation to clinical and thrombophilic risk factors: prospective cohort study. Lancet, 2003, 362(9383): 523 - 526.

5. CHRISTIANSEN SC, CANNEGIETER SC, KOSTER T, et al. Thrombophilia, clinical factors, and recurrent venous thrombotic events, JAMA, 2005. 293(19): 2352 - 2361.

6. COUTURAUD F, SANCHEZ O, PERNOD G, et al. Six Months vs Extended Oral Anticoagulation After a First Episode of Pulmonary Embolism: The PADIS-PE Randomized Clinical Trial, JAMA, 2015. 314(1): 31 - 40.

7. ZHANG S, ZHAI Z, YANG Y. et al. Pulmonary embolism risk stratification by European Society of Cardiology is associated with recurrent venous thromboembolism: Findings from a long-term follow-up study. Int J Cardiol, 2016, 202: 275 - 281.

8、KONSTANTINIDES SV, BARCO S, ROSENKRANZ S. et al. Late outcomes after acute pulmonary embolism: rationale and design of FOCUS, a prospective observational multicenter cohort study. J Thromb Thrombolysis, 2016, 42(4): 600 - 609.

9. KELLER K, TESCHE C, GERHOLD-AY A, et al. Quality of life and functional limitations after pulmonary embolism and its prognostic relevance. J Thromb Haemost, 2019, 17(11): 1923 - 1934.

10. 米玉红, 祁璇, 李春盛. 规范院外治疗对 PTE 患者预后的影响. 中华急诊医学杂志, 2018, 27(8): 413 - 420.

11. 王丹丹, 李雅敏, 米玉红. 急性肺栓塞患者规范抗凝中复发的特征及其相关因素. 中国急救医学, 2020, 40(3): 222 - 228.

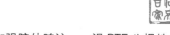

12. KONSTANTINIDES SV, MEYER G, BECATTINI C, et al. 2019 ESC Guidelines for the diagnosis and management of acute pulmonary embolism developed in collaboration with the European Respiratory Society (ERS): the task force for thediagnosis and management of acute pulmonary embolism of the European Society of Cardiology (ESC). European Heart Journal, 2019, 00: 1 – 61.

13. TOMASELLI GF, MAHAFFEY KW, CUKER A, et al. 2020 ACC Expert Consensus Decision Pathway on Management of Bleeding in Patients on Oral Anticoagulants. J Am Coll Cardiol, 2020, 76(5): 594 – 622.

14. STEFFEL J, VERHAMME P, POTPARA T S, et al. The 2018 European Heart Rhythm Association Practical Guide on the use of non-vitamin K antagonist oral anticoagulants in patients with atrial fibrillation. European Heart Journal, 2018, 39: 1330 – 1393.

15. IORIO A, KEARON C, FILIPPUCCI E, et al. Risk of recurrence after a first episode of symptomatic venous thromboembolism provoked by a transient risk factor: a systematic review. Arch Intern Med, 2010, 170(19): 1710 – 1716.

06 特殊人群肺栓塞——诊治异同

一、老年急性 PTE

1. 概述

VTE 的发生率特别是 PTE 有随年龄增加而增加的特点并被很多研究证实。纵向研究发现，每年 PTE 发病率有逐年上升的趋势。横断面调查结果显示 80 岁以上老年人发生 VTE 风险是 50 岁人群的 8 倍。欧洲人群首次 VTE 年发病率为（1.04 ~ 1.83）/1 000 人，并发现随着年龄增加由 25 ~ 30 岁的 1/10 000 上升至 85 岁以上的 8/1 000。老年患者中男性高于女性患者。一项养老机构的 VTE 发病率：0.71% ~ 2.48%，同期社区发病率 0.117%（≥70 岁老年人为 0.44%）。老年人群作为 PTE 高发人群和高复发人群，同时也是合并用药多、肾功能异常比例高等高出血风险人群，所以，本章节 VTE 作为老年病的一种有其特殊性，将在本章节单独介绍。

2. 发病机制及病理生理改变

2.1 发病机制

老年人具备了血栓形成的 Virchow 三要素的全部内容血流速

度缓慢、内皮损伤、凝血机制异常。

2.1.1 静脉瘀滞

老年人存在各种原因导致的制动或者相对制动相关的疾病，如髋关节及下肢骨折、中风后肢体瘫痪、其他内科或者外科疾病导致的活动受限。研究显示，65岁以上PTE患者中65%存在着制动超过4天病史；部分与静脉回流受阻有关，如存在导致中心静脉压升高的因素：如充血性心力衰竭、外部压迫（如盆腔肿瘤）和高黏滞综合征引起的静脉堵塞。由此可以看出，老年人形成血栓的原因往往是多个危险因素共同作用的结果。

2.1.2 内皮损伤

老年人存在诸多导致血管内皮受损的原因，甚至一个患者身上会有内皮损伤与静脉瘀滞并存的现象。老年人常见的出现内皮损伤的因素，如膝、髋关节的损伤、化疗药物因素、外伤、外科手术过程如静脉曲张外科手术等。

2.1.3 高凝状态

高凝状态可以单独存在，也可以与其他因素并存，最终导致高凝状态、纤溶机制失衡。需要补充说明的是，年龄增加伴随着静脉血栓发生率增加，但是尚无证据证实年龄是静脉血栓形成的独立危险因素。

2.2 病理生理

老年人的病理生理变化原则上与非老年人无本质区别，此处不再赘述。但是基于老年人存在不同程度的心脏、肺脏基础疾病的比例较高，本身可能会存在一定程度的左心或右心的结构、功能的异常，所以会在同等程度的血栓负荷下，表现出来的病理生理变化更加明显，或者相应的临床表现与血栓负荷未必完全成比例。更重要的是，PTE 的非特异性导致了很容易被原发疾病掩盖，这也是老年人 PTE 非常容易误诊或漏诊的重要原因。

3. 临床表现

与年轻人相比，老年人 PTE 合并晕厥、合并肿瘤基础病的比例、存在制动因素或胸痛等概率明显升高，这也是老年人病生理特点决定的。老年 PTE 患者的 12 导心电图，UCG 及胸片的表现特异性更低，必须充分认识到这一点。

3.1　症状和体征

PTE 的非特异性症状在老年人尤为突出。尤其是老年患者如果存在基础心、肺基础疾病时，PTE 的症状常常会被掩盖，极易误诊或漏诊。研究显示老年 PTE 常见的表现依次为：呼吸困难59%～91.5%、呼吸急促46%～74%、心动过速29%～76%、胸痛26%～59%、晕厥8%～62%、休克5%～31%、咳嗽12～43%、咯血3%～14%。基础因素中依次为：卧床史15%～67%、PTE/DVT史18%～41%、肿瘤4～32%、外科5%～44%、心力衰竭5%～33%、脑卒中3%～13.5%、急性心肌梗死3%～11%、COPD 2%～27%。老年 PTE 患者的体征因病情严重程度的不同而有很大的区别：呼吸可以从正常，到呼吸急促甚至呼吸停止；心率从可以正常，到心率增快或者心跳停止；血压可以正常或休克；不同程度的低氧血症（40% 可以没有缺氧表现，20% 可以表现为 $D_{(A-a)}O_2$ 正常）、伴或不伴有低碳酸血症；可以有 $P_2 > A_2$；双下肢对称性或非对称性水肿；静脉曲张或栓塞后综合征等征象。

3.2　辅助检查

3.2.1　心电图

研究发现 PTE 的心电图表现概率依次为窦性心动过速 18%~62.5%、房颤 7%~20.5%、完全右束支传导阻滞 4.5%~40.5%、ST-T 异常改变 4%~56%、$S_I Q_{III}/S_I Q_{III} T_{III}$ 改变 4.5%~14%。研究发现在没有 DVT 的老年 PTE 患者中，持续房颤的患病率增加了一倍；没有 DVT 时 PTE 严重性远高于 DVT 存在时的患者，同时发现持续性房颤在没有 DVT 时是 PTE 的重要原因。分析原因持续房颤成为触发 PTE 患者的重要原因，可能与右心房作为栓子的直接来源，当右心室出现舒张甚至收缩功能受限时，加剧血栓的形成。PTE 绝大部分来源于下肢，但是栓子来源可以是盆腔、上肢、右心系统。一方面是房颤相关的血栓前状态（UCG 最有价值证实栓子来源）；另一方面房颤可以是 PTE 时肺循环阻力突然增加的结果。所以，房颤既可以是 PTE 原因也可以 PTE 是结果。

3.2.2　胸片

其意义与非老年人 PTE 相同，不再赘述。需要强调的是胸片表现更多的可能是老年患者基础心、肺疾病相关的征象。与非老年人相比，因为心、肺基础疾病发生率较高，反而容易误认为基础疾病加重而掩盖 PTE 的表现，极易延误诊断。

3.2.3 血气分析

基于年龄与肺功能有明确关系，老年患者的血气分析需要结合年龄换算。同时，可能会受到基础疾病的影响，如基础二氧化碳分压会受到原有的肺功能的影响如 COPD 患者，如基础状态即为 II 型呼吸衰竭，在合并 PTE 时很可能表现为二氧化碳分压在正常范围。同样，老年 PTE 患者的血气分析也会表现为完全正常，所以解读基本检查不能过于僵硬。

3.2.4 UCG

老年人会存在不同程度的心脏舒张功能受限，而 PTE 的表现恰恰在很大程度上表现为左心室舒张功能下降，所以一定要认真判读，不能断然决定。

3.2.5 D-Dimer

作为继发纤溶激活的重要标志物，D-Dimer 在血流动力学稳定的 PTE 患者具有重要的鉴别价值。同时 D-Dimer 阴性对于非高度可能性的患者具有排除价值，可以大大减少 CTPA 等影像学检查概率。D-Dimer 界值有随着年龄增高而升高的趋势，所以 2019 年 ESC 明确建议，50 岁以上 PTE 患者的 D-Dimer 需要经过年龄校正，D-Dimer 上限界值为年龄 ×10。

3.2.6 PTE 可能性评分在老年 PTE 的诊断价值

PTE 可能性评分结合 D-Dimer 可以很好地排除 PTE。研究发现，与年轻人相比，老年人的可能性评分如果结合 D-Dimer 能够提高 PTE 高可能性的比例、降低了 PTE 低可能性的比例。基于

Geneva 评分中年龄分组更加详细，所以 Geneva 评分比 Wells 评分更适合老年人。同时老年患者的 PTE 低可能性与 D-Dimer 阴性结合后的敏感性和阴性预测值较高。不幸的是，老年人中非高度可能加之 D-Dimer 阴性的患病率并不高（75 岁以上者约 14%）。

4. 评估与诊断

尽管有明确的指南、明确的排除标准，但是老年的 PTE 患者依然被低估。主要原因是 PTE 症状的非特异性在老年患者中表现更加突出，PTE 的可能性评分中诸多的项目也会因为老年人合并多种基础疾病而受影响。为了减少不必要的 CTPA 和 V/Q scan 检查，在此笔者更加推荐 PTE 诊断的三个步骤：第一步为临床可能性评分；第二步为结合基本检查是否决定进行确诊手段的检查；第三步为确诊患者的临床分层。

第一步：使用 Wells/Geneva 作为第一步，目的就是要尽快把握方向，避免漏诊。分别看一下两个评分的内容及其优缺点：简易 Wells 评分（每一项为 1 分）：PTE 或 DVT 病史、HR ≥ 100 次/分、PTE 较其他诊断可能性更大、咯血、活动性癌症、4 周内制动或手术、DVT 症状与体征。二分法的判断方法：≥ 2 为高度可能；0 ~ 1 分低度可能。从上面的评分项目中就可以看出 HR ≥ 100 次/分、PTE 较其他诊断可能性更大这两点就很容易出现诊断方向的偏移。Geneva 评分（每一项为 1 分，HR ≥ 95 次/分为 2 分）：有 PTE 或 DVT 病史、HR 75 ~ 94 次/分、1 个月之内接受过外科或骨折手术、咯血、活动性肿瘤、非对称性的下肢静脉红肿或疼痛、年龄 >65 岁、HR≥95 次/分（2 分）。≥3 分为高度可能；0～2 分低度可能。再次强调，Wells 评分相关条目没有考虑年龄因素。值得注意的是，两项评分均将心率纳入评分项目，但是对于既往存在心血管疾病或者使用 β 受体阻断剂的老年患者可能会对心率的评估有一定的影响。

第二步：Wells/Geneva 评分主要用于血流动力学稳定的 PTE 患者诊断。如评分属于高度可能者直接进行确诊手段如 CTPA 或 V/Q scan，而评分为临床低、中度可能者，需要依据 D-Dimer 来决定下一步检查方向。D-Dimer 异常（50 岁以上的患者，D-Dimer 的上限应为年龄×10，并除外了肿瘤、感染等影响因素）直接进行确诊手段如 CTPA 或 V/Q scan 检查；D-Dimer 正常者需要另找原因。CTPA：对于没有基础疾病的老年人，单层/多层 CTPA 的特异性及敏感性均不受年龄的影响。但是老年患者的肾功能，可能会限制该项检查。Palli 等比较了 65 岁以上及以下的患者，通过连续 5 天监测造影剂前后的 8-异前列腺素和血肌酐水平，观察造影剂对肾功能的影响，结果发现大于 65 岁的 PTE 患者更倾向于出现造影剂相关的肾损害（$P = 0.075$，研究例数较少，各 13 例）。随后，Palli 试图通过其他方法预防，但是尚未发现通过使用 N-乙酰半胱氨酸和抗坏血酸来预防造影剂肾病的发生。V/Q scan：对于选择性的既往无基础心、肺疾病的老年人，V/Q scan 不受年龄影响。而对于非选择性的老年人，非诊断性的通气显像异常比例是高的。相比而言，V/Q scan 诊断获益随着年龄增加，有下降的趋势，表现为：40 岁以下患者的 68% 获益，而 80 岁以上患者的 42% 获益。

老年人因为存在肺病或者胸片异常而使得 V/Q scan 的价值降低，但是 CTPA 不会受到影响。2019 年 ESC 不建议对所有的可疑 PTE 患者进行肺动脉造影检查。

总之，老年人 PTE 的许多症状因为与原有的基础心、肺疾病非常类似，所以一定要注意鉴别。如呼吸困难等症状经常会见于老年人，可以是心力衰竭、急性冠脉综合征、COPD 等。研究显示，表现为呼吸衰竭的老年患者中 18% 为 PTE。对于存在心、肺基础疾病如 AECOPD、心力衰竭等时，因症状极其相似，甚至合并存在，鉴别诊断存在很大挑战；卧床、肿瘤或外科情况往往是重要的危险因素；心电图、胸片、血气分析等尚不能在鉴别诊断方面提供更多的参考价值。随着年龄增加，PaO_2 下降而 $D_{(A-a)}O_2$ 增加。所以，当医师必须在极端年龄阶段对 PTE 进行诊断时，可能会出现许多疑问和很少的确定性。典型的年龄变化相关改变及老年人多种基础疾病并存的病理改变，可能会影响临床表现和客观检查结果。所以，在老年人的诊断上，应该时刻警惕防止误诊或漏诊。

第三步：PTE 的临床分层。这里为读者推荐老年人 PTE 特有的诊断流程（流程1）。

附：流程1：关于老年人可疑 PTE 诊断流程

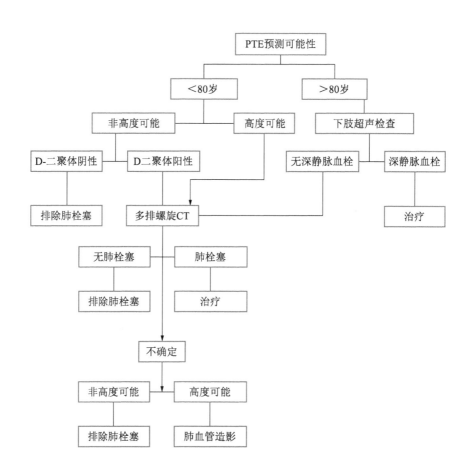

5. 急诊管理

5.1 溶栓

对于血流动力学不稳定的 PTE 患者需要给予系统溶栓治疗，虽然没有严格年龄界限，但 80 岁以上的患者系统溶栓需要谨慎（充分的评估及病情告知非常必要）。遇到不能系统溶栓或存在系统溶栓禁忌证的高危 PTE 时，可以考虑介入溶栓、血栓抽吸或外科取栓，必要时通过 ECMO 保驾，确保其他的治疗顺利进行。溶栓过程中及溶栓后需要警惕致命性出血事件发生。老年人血栓与出血风险均较年轻人高，务必在治疗前进行全面的评估。（具体方法同非老年人，详见本书）

5.2　抗凝

抗凝治疗作为有效的预防或纠正凝血机制紊乱有效手段，2019 年 ESC 建议在高度怀疑 PTE 时即应该给予抗凝治疗。抗凝适合于高危 PTE 患者溶栓后的序贯治疗，或者非高危 PTE 患者的初始治疗。低分子肝素在生物活性、半衰期、低风险的肝素诱导的血小板紫癜等方面具有优于普通肝素的特点。但是肾功能不全的老年患者，在使用低分子肝素时有需要调整剂量的可能。肌酐清除率＜30 mL/min 时会增加出血风险，不建议使用。而在 DOACs 的使用中，肌酐清除率＜30 mL/min 慎用，肌酐清除率＜15 mL/min 禁用。PTE 的抗凝禁忌证（同非老年组）（具体方法同非老年人，请见第三部分）。

6. 预防

VTE 的预防分为一级预防及二级预防。

6.1　一级预防

针对具有 VTE 风险的内、外科急危重症患者，均应该给予 VTE 的风险评估（同非老年组），根据风险程度给予适当的预防性治疗，以减少血栓事件的发生。静脉血栓栓塞性疾病经常会发生于老年患者。虽然 VTE 属于可以预防性疾病，但是实际上评估及预防做得远远不够。具有对老年患者的 VTE 风险评估并给予预防性治疗非常重要。除了患者本身的因素，住院患者存在着医源性的危险因素包括静脉导管、起搏器的置入、激素替代治疗及制动或长时间卧床等均成为重要的诱发 VTE 因素。既往患有心肌梗死、心力衰竭、严重肺部疾病、肿瘤及导致瘫痪等因素的老年患者尤其需要高度重视。

压力梯度弹力袜等是非常有效的物理预防 VTE 的手段，血流动力学稳定的老年 PTE 患者，静脉滤器的置入要严格掌握指证。

6.2 二级预防

VTE 抗凝停止后有强烈的复发倾向，首次发病的无明显诱因的老年 VTE 患者，停用抗凝药物治疗之后 10 年的复发率分别为 30%～50%。但并非预示老年人是 VTE 复发的独立危险因素。有研究显示，初次发生 VTE 的复发风险每 10 年增加 17%；并发现年龄增加后 VTE 复发发生率相对风险为 1.1（单变量分析）～1.2（多变量分析）（HR 1.14）。Lauber 发现老年患者 3 年 VTE 复发率 15%，但是该项研究中有部分患者与肿瘤相关，所以没有发现年龄与复发的明确相关性。

VTE 复发在首次发病抗凝治疗停止后的最初两年内尤其明显，复发倾向持续存在并不会达到零。基于有限的抗凝治疗只能预防抗凝治疗期间的复发，并不能够预防停药后的复发，甚至建议对于非高出血风险、非强触发因素的 VTE 患者抗凝治疗应该延长抗凝治疗疗程为不定期，并做周期性评估。除此之外，中等强度或低等强度的触发因素导致的静脉血栓事件应该延长疗程。但是，延长抗凝治疗降低 VTE 事件会面临出血风险的增加，需要定期复查（每一年评估一次），通过对患者的血栓与出血风险的权衡来决定是否终止或继续抗凝治疗。VKA 为有效预防老年 VTE 患者复发的抗凝药物，DOACs 的证据更多的是 60 ~ 75 岁以下的 VTE 患者，很多 RCT 研究将高龄作为排除标准，故 75 岁以上的样本量相关偏小。Weitz 等研究发现老年患者 10 毫克、20 毫克利伐沙班和 100 毫克阿司匹林相比，VTE 复发率分别为 3.0% 、0.9% 和 4.1% ，但是具有同样的出血风险。Vanassche 等研究发现 DOACs 在老年 VTE 患者的安全性、有效性及预防复发方面略有不同。

VTE 的复发又使其原有的并发症如栓塞后综合征进一步加重。初次发病 VTE 的老年患者，停用抗凝药物后如何监测复发征象？研究显示老年人首次发病的 VTE 患者无须进行先天性易栓症筛查。治疗中或停用抗凝药物之后，D-Dimer 成为公认的标志物，相关的复发风险预测评分有 HERDOO2 预测模型、DASH 模型、Vienna Prediction Model 模型和 DULCIS 模型研究 4 种模型各有利弊，但是 DASH 模型在年轻患者的 VTE 复发的预测意义大于老年患者；D-Dimer 不建议在低危或者可以安全停用抗凝药物的老年患者中作为预测复发的指标。

老年人出现抗凝期间出血的风险：几乎很少有针对老年人 VTE 抗凝期间出血风险的研究，有研究 80 岁以上和 80 岁以下的出血风险分别为 3.4% 和（或）2.1%（OR 1.7）。新近有出血、

肌酐清除率 < 60 mL/min、使用糖皮质激素，或长期使用低分子肝素均会增加大出血的风险。90 岁以上的患者，大出血发生率为 4.9%，其中一半以上为致死性出血，但是也有不同结果。一项纳入 991 例 65 岁以上（平均年龄 75 岁）的急性 VTE 患者的研究发现，老年 VTE 抗凝出现致死性出血的发生率 6%，随着时间延长还会有 5%~8% 的患者死于出血。另外，老年患者抗凝期间出血风险与高强度的体力运动无关。

因为老年患者经常会作为排除人群，所以相关出血发生率的研究有限。最新的研究显示，老年患者随访第一个 3 年中累计复发率 15% 低于期望值。而抗凝相关的出血风险在老年组明显高于年轻组，70 岁以上与 70 岁以下的 VTE 患者大出血的发生率分别为 1.55%/年和 1.0%/年（$P = 0.04$）。复发性静脉血栓栓塞或大出血的临床意义存在很大不同，一项荟萃分析结果显示 VTE 复发相关的病死率和 VKA 相关大出血的发生率分别为 3.6% 和 11.3%。甚至，抗凝 3 个月内大出血所致的病死率为 11.3%；另一项研究（RIETE）显示随着时间延长，停用抗凝药物后复发导致的死亡率没有增加反而有下降的趋势，而大出血发生率是恒定了。所以，认为大出血的临床后果在老年患者中比在青年患者中更为严重，这似乎是合理的。现有的出血与复发风险的数据均来源于 VKA，越来越多的 VTE 患者开始使用 DOACs 作为初始、长期和延长治疗，所以有必要重新对 DOACs 的获益/风险比进行权衡。基于合并房颤的老年患者较多，很多专家喜欢对经过一段时间抗凝后的老年 VTE 患者换为阿司匹林，寄希望于既有保护作用又能最大化降低出血风险，这种做法并非绝对理想。Einstein Choice trial 表明，与利伐沙班相比，75 岁以上的老年人应用阿司匹林不仅对复发的保护作用较低，即便是小剂量也与高出血风险相关。应该评估其他治疗方案，以找到一种尽可能减少出血风险的方法，同时提供一级预防复发的措施。

7. 预后

目前判断预后的指标：可以用于判断 PTE 30 天预后或病死率的手段很多，PESI/sPESI，甚至在低危 PTE 患者中结合 TNT 或 hs-cTNT。然而，基于老年人经常会被作为排除标准而缺乏相应的数据，所以几乎还没有对老年 PTE 患者的预后评估方法。

一项回顾性研究，评估 30 天和 90 天死亡率，评价现有的评分系统对老年人的预后评估价值。入组 470 同期就诊急诊的可疑 PTE 患者，其中 188（40.0%）≥80 岁，365（77.7%）≥65 岁，总的发病率 22.6%（106 PTE）；106 例患者中（sPESI 低危 34 例、高危 72 例），30 天死亡 15 例（14.2%）其中 sPESI 低危 2 例、高危 13 例，sPESI 高危的患者是低危患者死亡率的 3 倍（$P = 0.093$）；90 天死亡 22 例（20.8%）其中 sPESI 低危 4 例、高危 18 例，sPESI 高危的患者是低危患者死亡率的 3 倍（$P = 0.117$）。80 岁以上 PTE 患者 30 天死亡率 18.9%（95% CI 7.9～35.2），非 PTE 患者 12.6%（95% CI 7.3～17.9）（$P = 0.317$）；90 天的死亡率分别为 PTE 29.7%（95% CI 15.9～46.9）和非 PTE 19.9%（95%

CI 13.5 ~ 26.2）（$P = 0.193$），虽然未看到统计学差异，但是说明80 岁以上急诊就诊临床疑似的患者，不管最终是不是 PTE，都会面临同样的死亡危险，必须警惕。同时研究发现，sPESI 预测死亡率的能力低于研究报告，增加心肌肌钙蛋白测试（hs-TNI、cTNT）并不能提高 sPESI 的预测能力。

老年急性 PTE 患者，CTPA 显示的肺动脉堵塞指数与 PTE 相关的 90 天死亡率相关，但与总体 90 天死亡率无关。RV/LV 比值不能预测死亡率。堵塞指数和 PESI 两种方法用来预测静脉血栓栓塞的复发和住院天数时，在死亡率预测方面，评估的 CTPA 结果似乎没有提供任何优于 PESI 的优势。UCG 不能预测血流动力学稳定的老年 PTE 患者的死亡率。另有研究，通过心肺运动实验在3 年内对 100 名 PTE 患者进行随访，分别在出院第 1 个月和第 12个月进行心肺运动实验，同时在随访中记录生活质量评分（Quality of life，QoL）、呼吸困难、CTPA 或者是 V/Q scan 显示的血栓负荷、UCG 显示心功能、6 分钟步行试验（6-min walk distance，6MWD）和肺功能结果。主要观察指标为随访 1 年时氧耗（Vo_2 peak）< 80%。随访 1 年发现 VO_2 peak < 80% 的患者占46.5%，结果与健康相关评分恶化、呼吸困难评分及 6MWD 明显下降有关。主要观察终点与患者的基线结果及残存血栓无关，而与患者性别（男性）、年龄、体重、吸烟史等有关；UCG 结果显示肺动脉压力、左/右室收缩功能在运功是否受限两组中没有差别。1 个月时的肺功能和 6MWD 是 PTE 患者 1 年之后是否存在的

运动受限的预测因素。

8. 遗留问题

老年 PTE 的诊断与治疗依旧存在很多尚未解答的临床需求：如①老年 VTE 患者首次发病后复发的危险因素究竟是什么？及时和恰当的抗凝治疗与低复发风险有关，但是现有的数据来自一段时间以前进行的队列和流行病学研究，缺乏更新的研究；②评估个体化老年 PTE 患者复发风险的临床预测模型，是否真的有助于调整个别受试者的抗凝时间？③使用低剂量的 DOACs 延长老年患者的治疗似乎是有希望的，但更需要长期的治疗期间的数据，特别是要评估长期潜在抗凝出血的相关风险。

参考文献

1. STEIN PD, MATTA F. Epidemiology and incidence: the scope of the problem and risk factors for development of venous thromboembolism. Clin Chest Med, 2010, 31(4): 611 – 628.

2. DENTALI F, AGENO W, POMERO F, et al. Time trends and case fatality rate of in-hospital treated pulmonary embolism during 11 years of observation in Northwestern Italy. Thromb Haemost, 2016, 115: 399 – 405.

3. LEHNERT P, LANGE T, MOLLER CH, et al. Acute pulmonary embolism in a national Danish cohort: increasing incidence and decreasing mortality. Thromb Haemost, 2018, 118: 539 – 546.

4. HEIT JA, SPENCER FA, WHITE RH. The epidemiology of venous thromboembolism. J Thromb Thrombolysis, 2016, 41: 3 – 14.

5. APENTENG PN, HOBBS FR, ROALFE A, et al. Incidence of venous thromboembolism in care homes: a prospective cohort study. Br J Gen Pract, 2017, 67

（655）：e130 – e137.

6. AGENO W, AGNELLI G, IMBERTI D, et al. Prevalence of risk factors for venous thromboembolism in the Italian population：results of a cross-sectional study from the Master Registry. Intern Emerg Med, 2013, 8（7）：575 – 580.

7. BUSBY W, BAYER A, PATHY J. Pulmonary embolism in the elderly. Age Ageing, 1988, 17：205 – 209.

8. KUKTURK. Difference in clinical presentation of pulmonary embolism in older vs younger patients. Circ J, 2005, 6：981 – 986.

9. E M HALD, K F ENGA, M -L LØHEN, et al. , "Venous thromboembolism increases the risk of atrial fibrillation：the Tromsø study, " Journal of the American Heart Association, vol. 3, no. 1, 2014.

10. KONSTANTINIDES SV, MEYER G, BECATTINI C, et al. 2019 ESC Guidelines for the diagnosis and management of acute pulmonary embolism developed in collaboration with the European Respiratory Society（ERS）：the task force for thediagnosis and management of acute pulmonary embolism of the European Society of Cardiology（ESC）. European Heart Journal, 2019, 00：1 – 61.

11. PALLI E, MAKRIS D, PAPANIKOLAOU J. et al. The impact of N-acetylcysteine and ascorbic acid in contrast-induced nephropathy in critical care patients：an open-label randomized controlled study. Crit Care, 2017, 21（1）：269.

12. RAY P, BIROLLEAU S, LEFORT Y, et al. Acute respiratory failure in the elderly：etiology, emergency diagnosis and prognosis. Crit Care, 2006, 10（3）：R82.

13. MASOTTI L, RAY P, RIGHINI M, et al. Pulmonary embolism in elderly：a review on clinical, instrumental and laboratory presentation. Vasc Health Risk Manag, 2008, 4（3）：629 – 636.

14. İPEK G, KARATAŞ MB, ONUK T, et al. Effectiveness and safety of thrombolytic therapy in elderly patients with pulmonary embolism. J Thromb Thrombolysis, 2015, 40（4）：424 – 429.

15. MENEVEAU N, BASSAND JP, SCHIELE F, et al. Safety of thrombolytic therapy in elderly patients with massive pulmonary embolism：a comparison with nonelderly

patients. J Am Coll Cardiol, 1993, 22: 1075 – 1079.

16. JIMENEZ D, DE MIGUEL-DIEZ J, GUIJARRO R, et al. RIETE Investigators. Trends in the management and outcomes of acute pulmonary embolism: analysis from the RIETE registry. J Am Coll Cardiol, 2016, 67: 162 – 170.

17. KEARON C, AKL EA, ORNELAS J, et al. Antithrombotic therapy for VTE disease: CHEST guideline and expert panel report. Chest, 2016, 149: 315 – 352.

18. PALARETI G, POLI D. The prevention of venous thromboembolism recurrence in the elderly: a still open issue. xpert Rev Hematol, 2018, 11(11): 903 – 909.

19. LEISS W, MéAN M, LIMACHER A, et al. Polypharmacy is Associated with an Increased Risk of Bleeding in Elderly Patients with Venous Thromboembolism. J Gen Intern Med, 2015, 30(1): 17 – 24.

20. VANASSCHE T, VERHAMME P, PHILIP S WELLS PS, ET AL. Impact of age, comorbidity, and polypharmacy on the efficacy and safety of edoxaban for the treatment of venous thromboembolism: An analysis of the randomized, double-blind Hokusai-VTE trial. Thromb Res, 2018, 162: 7 – 14.

二、孕期 PTE

1. 概述

孕期女性暴露在高水平的雌、孕激素的环境，会大大增加 VTE 的风险。数据显示，妊娠妇女出现 VTE 的风险增加 4 ~ 6 倍。孕期合并 VTE 的发病率为 107/10 万（英国），175/10 万（丹麦），130/10 万（我国）。随着孕龄的增加，PTE 的症状及体征很容易被不断增加的孕龄相关的表现所掩盖，为及早诊断 VTE 增加了巨大的难度。PTE 也是围产期孕妇非预期死亡的恶性事件之一。研究显示，孕妇相关死亡中 PTE 占 31.3%（我国近 5 年孕产妇 PE

或可疑 PTE 死亡率 9.47%）。PTE 可以发生在孕期（50%），更可以发生在产后（50%）。孕妇发生的 DVT 可以是下肢，更可以是盆腔静脉，这也是现有指南推荐的"高度怀疑 PTE 时，即便双下肢未见 DVT 征象，也应该进行低剂量的 CTPA 或者 V/Q scan 检查"的重要原因。

2. 病因与危险因素

2.1 产前评估

孕期在不断增加的雌、孕激素水平的影响下，导致了凝血机制的增加、纤溶功能的下降、产时或剖宫产后的内皮损伤（VTE 风险比自然产增加 2.8 倍）等因素，构成了孕期 VTE 形成的重要基础。加之合并易栓症、APS、肥胖、吸烟均会大大增加 VTE 发生率。年龄（≥35 岁）是孕妇合并 VTE 的独立危险因素。经产妇≥3 次，均会大大增加 VTE 风险。

来自美国的数据显示：孕产妇出现 VTE 的危险因素依次为：易栓症（OR 51.8）、血栓史（OR 24.8）、抗心磷脂抗体综合征（OR 15.8）、肥胖（OR 4.4）、剖宫产（OR 2.1）、年龄≥40 岁（OR 1.7）、多胎妊娠（OR 1.6）、35~39 岁（OR 1.4）。研究显示产科高危因素（具备一项即为高危）：包括此次妊娠患子痫前期、人工授精体外受精（仅产前）、多胎妊娠、产程中剖腹产、择期剖宫产、内旋转或中位手术助产、产程延长（>24 小时）、产后出血（>1 000 mL 或者输血）、早产（此次妊娠孕周<37 周）、此次妊娠死胎（表 6-1）。

表 6-1 产科 PTE 高危因素

产科高危因素	分值
此次妊娠患子痫前期	1
人工授精/体外受精	1
多胎妊娠	1
产程中剖宫产	2
内旋转或中位手术助产	1
产程延长（>24 小时）	1
产后出血（>1 000 mL 或输血）	1
早产（孕周 <37 周）	1
此次妊娠死胎	1

孕期存在的暂时性的危险因素中，如任何在妊娠期或产褥期的外科手术（即刻的会阴修补术除外）。如阑尾切除术、产后绝育术、妊娠剧吐、卵巢过度刺激综合征（仅孕早期）、全身感染、制动或脱水等（具体危险因素及其分值如表 6-2 所示）。

表 6-2 暂时危险因素

暂时危险因素	分值
任何在妊娠期或产褥期的外科手术，例如：阑尾切除术、产后绝育术（除外即刻的会阴手术）	3
妊娠剧吐	3
卵巢过度刺激综合征（仅孕早期）	4
全身感染	1
制动、脱水	1

评分：产前总分≥4 分，孕早期（第一个 3 个月）即应给予血栓预防性治疗；产前 3 分，从孕期 28 周开始接受血栓预防治疗；产后≥2 分，至少 30 天的血栓预防；如果产前住院需要考虑血栓预防治疗；如果住院时间≥3 天或者产褥期再次住院需要考虑血栓预防治疗。

提示：需要评估患者的出血风险、与血液科专家共同权衡孕妇出血与血栓的风险/获益情况。

2.2　产后评估

因不同的产程及产后情况分为高度风险和中度风险两种：如既往 VTE 病史、产前需要使用 LMWH、高危易栓症、低危易栓症合并家族史等为高度风险因素，建议 LMWH 使用 6 周等；产程中剖腹产、BMI≥40、卧床≥3 天、内科合并症等为中度风险因素、其他因素中具备任何两项也为中度风险因素（如 BMI＞30、经产≥3 次、吸烟、静脉曲张、早产、死产、产程＞24 小时、选择性剖腹产、产后出血＞1000 mL、中危内旋转或助产、子痫前期、制动、多胎等。具体如表 6 - 3 所示）。

表 6 - 3　产后评估与预防

高危因素 （产后持续 LMWH 预防性 治疗 6 周）	中危因素 （产后持续 LMWH 预防性 治疗 10 天）	其他危险因素 （存在任意两项也为中度）		
既往 VTE 史	产程中转剖宫产	BMI＞30	年龄＞35 岁	经产≥3
产前需要使用 LMWH	BMI＞40	吸烟	静脉曲张	早产

（续表）

高危因素 （产后持续 LMWH 预防性 治疗 6 周）	中危因素 （产后持续 LMWH 预防性 治疗 10 天）		其他危险因素 （存在任意两项也为中度）	
高危易栓症	卧床≥3 天	死胎	产程 >24 小时	选择剖腹产
低危易栓症 + 家族史	内科合并症	产时出血 > 1 000 mL	内旋转或中位 手术助产	子痫前期
		多胎	制动	

3. 发病机制及病理生理改变

孕期雌、孕激素水平升高，均会导致不同程度的高凝状态，加之孕妇本身存在的易栓因素及相关的生活习惯均可能会增加静脉血栓事件的风险。可以同时具备 1 ~ 3 个 Virchow 的三个要素。

孕期妇女因雌激素会导致不同程度的气道黏膜充血、孕龄增加导致膈肌上抬，胸廓静态顺应性下降等因素，同等程度的血栓负荷就可以导致很明显的症状。但是，孕期尤其是孕后期本身就可以有双下肢不同程度的水肿、呼吸浅促等症状，所以出现 VTE 时很容易被患者或者医师忽视而导致漏诊。

4. 临床表现

PTE 本身的特点就是症状的非特异性，所以笔者认为一旦出现新发的与孕龄不成比例的心悸、气短、下肢水肿（非对称性水肿尤其重要）时应该警惕。应及时进行评估，防止漏诊。需要强调的是，临床上未必能够询问出怀孕的病史，所以孕龄期妇女一旦诊断 PTE，应该常规进行血和尿的 HCG 检查。

5. 评估与诊断

5.1　孕期 D-Dimer 界值

孕期正常情况下，D-Dimer 会有不同程度的升高，但是与病理状态下区别，还没有明确的界值。2019 年 ESC 在孕期 PTE 患者的诊断中提到了可以借鉴 YEARS 研究。即肿瘤患者如何兼顾症状和 D-Dimer 水平来合理选择 CTPA，最大化确诊时避免高估 D-Dimer 水平带来的不必要的放射线暴露（流程 1）。这项研究连续前瞻性选取了 3616 病例，剔除了 151 例之后最终入组 3465 例。分四组情况：以是否具有 YEARS 三条中的任何一条或以上（DVT 的临床表现、咯血及诊断更倾向于 PTE）与 D-Dimer 在 <500 ng/mL、D-Dimer≥500 ng/mL 为两组、完全没有 YEARS 三项中的任何一项时与 D-Dimer <1 000 ng/mL、D-Dimer≥1 000 ng/mL 分为两组。四组患者在随访 3 个月中，研究发现，YEARS≥1 条且 D-Dimer≥500 ng/mL 或者缺乏 YEARS 三项中的任何一项（0 条）但 D-Dimer ≥1 000 ng/mL 两组患者 CTPA 检查确诊 PTE 患者远远高于 YEARS ≥1 条且 D-Dimer <500 ng/mL 或者没有 YEARS 三项中的任何一项（0 条）且 D-Dimer <1 000 ng/mL 两组患者中。研究发现，这样排除 PTE 的方法可以减少 14% 的 CTPA 使用。所以，可以建议孕期如果存在 YEARS≥1 条且 D-Dimer≥500 ng/mL 或者缺乏 YEARS

三项中的任何一项表现（0 条）但是无其他原因可以解释的 D-Dimer ≥1 000 ng/mL，应该进一步行确诊检查，防止漏诊。其他两种情况如 YEARS ≥1 条伴有 D-Dimer < 500 ng/mL 或者没有 YEARS 三项中的任何一项（0 条）且 D-Dimer <1 000 ng/mL 可以动态观察。尽管 2019 年 ESC 指南推荐低剂量的 CTPA 或 V/Q scan 可以用于孕妇检查，但是不必要的过诊现象及不恰当的放射性暴露也是需要考虑的因素。

流程 1：孕期 PTE 相关症状结合 D-Dimer 推荐进行确诊手段的 YEARS 计算方法

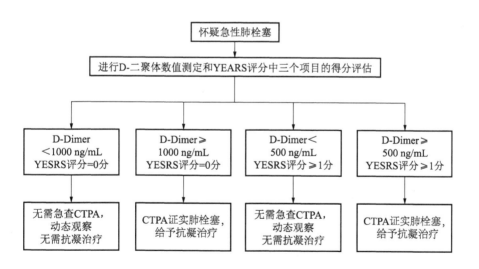

5.2 孕期 PTE 相关的可能性评分

Wells/Genava 评分在孕期 PTE 可能性评估方面缺乏特异性，且随着孕龄的增加，特异性变得越来越差。

5.3 确诊手段

2019 年 ESC 明确推荐对于孕期 PTE 患者可以通过低剂量的 CTPA 或者 V/Q scan 确诊，并明确了安全剂量（流程 2，表 6 – 4）。

流程 2：孕期 PTE 诊断流程

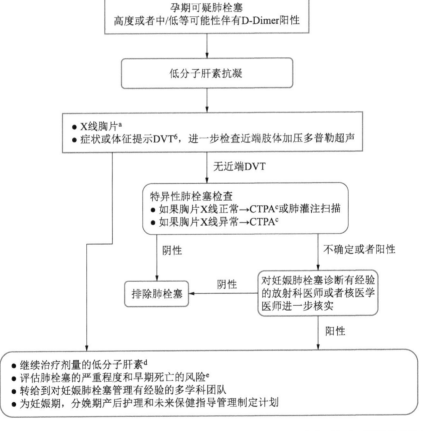

注：[a] 如果胸部 X 线不正常，考虑其他引起胸部不适症状的原因；[b] 加压超声不能除外盆腔静脉血栓，如果整个下肢肿胀或者有臀部疼痛，可疑有盆腔血栓，需要考虑静脉核磁血管造影除外 DVT；[c] CTPA 确保为低剂量的放射性暴露；[d] 完善全血检查（监测血色素和血小板）和肌酐清除率，评估出血风险及确保没有抗凝禁忌证；[e] 结合 PESI 或 sPESI 评分。

表6-4 PTE诊断的放射性暴露量

检测		预估胎儿的射线暴露（mGy）[a]	预估母体乳腺组织的射线暴露（mGy）[a]
胸片 X 线		<0.01	<0.1
肺灌注，锝[99m]标记白蛋白	低剂量：~40 MBq	0.02~0.20	0.16~0.5
	高剂量：~200 MBq	0.20~0.60	1.2
肺通气扫描		0.10~0.30	<0.01
CTPA		0.05~0.5	3~10

注：a：吸收辐射剂量用 mGy 表示，以反映由于各种诊断技术对单个器官或胎儿的辐射照射。其中有效辐射剂量表示以毫西弗计，以反映所有受照射器官的有效剂量。（联合胸部 X 线、V/Q scan）和 CTPA 会产生 <0.5 mSv 的辐射暴露量比致胎儿畸形的辐射量小 200~300 倍）。

5.4 孕期 VTE 危险因素筛查人群及项目

美国妇产学院（American College of Obstetrics and Gynecology，ACOG）明确给出了建议（表6-5）。

表6-5 孕期 VTE 危险分层及预防血栓措施

定义	
高风险血栓形成	V 因子 Leiden 纯合子基因突变；Ⅱ因子纯合子（凝血酶原 G20210A）基因突变；V 因子 Leiden 杂合子合并Ⅱ因子杂合子抗凝血酶Ⅲ缺乏
低风险血栓形成	蛋白 C 缺乏；蛋白 S 缺乏；V 因子 Leiden 杂合子；Ⅱ因子杂合子

诊断	
检测时机	检测项目
存在无触发因素的 VTE 病史；一级亲属存在高风险血栓形成的情况	蛋白 C 和蛋白 S 缺乏；V 因子 Leiden 因子；凝血酶原 G20210A；抗心磷脂抗体；狼疮抗凝物；抗 β-2 球蛋白抗体

（续表）

诊断	
检测时机	检测项目
孕 10 周后一次或多次胎死宫内或自然流产；胎盘功能不全导致的一次或多次早产；孕 10 周前三次或多次的胎死宫内；	抗心磷脂抗体；狼疮抗凝物；抗 β-2 球蛋白抗体

治疗		
高风险血栓形成		
抗凝剂量	治疗贯穿整个孕周	治疗至产后 6 周
预防量	高风险血栓形成且无 VTE 病史；无触发因素的 VTE 病史；怀孕或高雌激素状态导致的 VTE 病史；抗磷脂抗体综合征伴不良怀孕结果；低风险血栓形成伴 VTE 病史	高风险血栓形成且无 VTE 病史；无触发因素的 VTE 病史；怀孕或高雌激素状态导致的 VTE 病史；抗磷脂抗体综合征伴不良怀孕结果伴 VTE 病史；低风险血栓形成伴 VTE 病史
治疗量	孕前长期抗凝治疗；心脏机械瓣；高风险血栓形成伴 VTE 病史；超过 2 次 VTE 病史且未接受治疗；抗磷脂抗体综合征伴 VTE 病史	高风险血栓形成伴 VTE 病史；超过 2 次 VTE 病史且没有治疗；抗磷脂抗体综合征伴 VTE 病史
返回到先前的治疗		孕前长期抗凝治疗；心脏机械瓣
中风险血栓形成		
抗凝剂量	妊娠 28 周开始治疗	产后治疗 10 天
预防量	镰刀型细胞贫血病；妊娠期心脏病；活动性狼疮；活动性炎性关节病；活动性炎性肠病；未控制的肾病；Ⅰ型糖尿病合并糖尿病肾病	镰刀型细胞贫血病；妊娠期心脏病；活动性狼疮；产后输血；根据专家意见制动或卧床超过 7 天

（续表）

低风险血栓形成

预防量	危险因素≥4 个，抗凝治疗贯穿整个孕周；3 个因素，抗凝治疗从妊娠 28 周开始治疗；危险因素 < 3 个因素，严密观察	危险因素≥4 个因素，抗凝治疗至产后 6 周；3 个因素，抗凝治疗产后 10 天；危险因素 < 3 个因素，严密观察
危险因素	低风险血栓形成且无 VTE 病史；有触发因素 VTE 病史；一级亲属有高雌激素引发的 VTE 病史；吸烟 >10 支/天；在预产期内年龄 > 35 岁；孕前 BMI > 40；活动性子痫前期（轻度/重度）；多胎妊娠；制动/严格卧床 >7 天	低风险血栓形成且无 VTE 病史；有触发因素 VTE 病史；一级亲属有高雌激素引发的 VTE 病史；吸烟 >10 支/天；在预产期内年龄 > 35 岁；孕前 BMI > 40；剖腹产；产后输血（失血量 >1 L）；活动性子痫前期（轻度/重度）；多胎妊娠

剂量推荐

治疗量		LMWH：伊诺肝素 1 mg/kg SC Q12h UFH：首先予 5 000 IU 负荷剂量，之后根据 APTT 调整剂量	
预防量	LMWH	50～90 kg	40 mg SC 一天
		<50 kg	20 mg SC 一天
		>90 kg	40 mg SC Q12h
	UFH	怀孕前期 3 个月	5 000 Bid
		怀孕中期 3 个月	7 500 Bid
		怀孕后期 3 个月	10 000 Bid

6. 急诊管理

孕期 PTE 包括血栓栓塞和羊水栓塞，本章重点讨论 PTE。急性 PTE 成为孕妇非常致命的疾病之一，延迟诊断或者不恰当的治疗都会给孕妇带来巨大的风险甚至会危及胎儿的生命。首选从诊断方面需要高度重视，一旦出现相应症状时，第一时间明确诊断并同时在产科医师的指导下，评估前确保母子平安。治疗原则同其他患者，笔者在这里重点强调几点。

6.1　溶栓治疗：因 r-tPA 不穿过胎盘，对胎儿没有影响。所以，在孕妇明确诊断 PTE、DVT 合并股青肿时需要溶栓均可以考虑使用。溶栓成功后序贯抗凝治疗（方法同前）。具体方法为 r-tPA 50 mg，2 小时内静脉滴注。

6.2　抗凝治疗：可以是溶栓后序贯治疗，也可以是初始治疗。首选低分子肝素，体重以患者怀孕前体重为准。抗凝疗程必须维持至产后 6 周，并满足至少 3 个月。

6.3　下肢静脉滤器：当存在深静脉漂浮血栓，或者合并需要溶栓治疗时，建议使用临时静脉滤器。

6.4　存在溶栓或抗凝禁忌证时，可以考虑介入血栓抽吸或局部溶栓、外科取栓等治疗。血流动力学不稳定者，可以考虑体外模肺（ECMO）保驾，以赢得进一步治疗时机。

6.5　病因治疗：尽管孕期存在诸多的导致静脉血栓形成因素，但是仍需要警惕除外其他基础疾病，特别需要注意的是免疫系统疾病。

6.6　孕期 VTE 的治疗需要多科参与，以确保母亲安全的同时，决策胎儿的取舍。

参考文献

1. ROYAL COLLEGE OF OBSTETRICIANS AND GYNECOLOGISTS. Reducing the Risk of Venous Thromboembolism during Pregnancy and the Puerperium: Green-top Guideline No 37A. London, UK: Royal College of Obstetricians and Gynecologists; 2015.

2. JAMES AH, JAMISON MG, BRANCAZIO LR, et al. Venous thromboembolism during pregnancy and the postpartum period: incidence, risk factors, and mortality. Am J Obstet Gynecol. 2006; 194(5): 1311 – 1315.

3. CHEN Y, DAI Y, SONG J, et al. Establishment of a risk assessment tool for pregnancy-associated venous thromboembolism and its clinical application: protocol for a prospective observational study in Beijing. BMC Pregnancy Childbirth. 2019; 19(1): 294.

4. MCLEAN KC, JAMES AH. Diagnosis and Management of VTE in Pregnancy. Clin Obstet Gynecol. 2018 Jun; 61(2): 206 – 218.

5. SHANNON M BATES, ANITA RAJASEKHAR, SASKIA MIDDELDORP, et al. American Society of Hematology 2018 guidelines for management of venous thromboembolism: venous thromboembolism in the context of pregnancy. Blood Adv. 2018 Nov 27; 2(22): 3317 – 3359.

6. ALLISON A EUBANKS, SHAD H DEERING, LISA M THIEL. Risk Assessment and Treatment Guide for Obstetric Thromboprophylaxis: Comprehensive Review of Current Guidelines. Am J Perinatol. 2019 Jan; 36(2): 130 – 135. doi: 10. 1055/s- 0038- 1672164. Epub 2018 Sep 19.

7. KONSTANTINIDES SV, MEYER G, BECATTINI C, et al. 2019 ESC Guidelines for the diagnosis and management of acute pulmonary embolism developed in collaboration with the European Respiratory Society (ERS): the task force for thediagnosis and management of acute pulmonary embolism of the European Society of Cardiology (ESC). European Heart Journal (2019) 00, 1 – 61.

8. VAN DER POL LM, TROMEUR C, BISTERVELS IM, et al. Pregnancy-adapted YEARS algorithm for diagnosis of suspected pulmonary embolism. N Engl J Med. 2019 Mar

21；380（12）：1139－1149.

9. BATES SM, GREER IA, MIDDELDORP S, et al. VTE, thrombophilia, antithrombotic therapy, and pregnancy: Antithrombotic Therapy and Prevention of Thrombosis, 9th ed: American College of Chest Physicians Evidence-Based Clinical Practice Guidelines. Chest. 2012 Feb; 141（2 Suppl）: e691S－e736S.

10. TSIKOURAS P, VON TEMPELHOFF GF, RATH W. Epidemiology, Risk Factors and Risk Stratification of Venous Thromboembolism in Pregnancy and the Puerperium. Z Geburtshilfe Neonatol. 2017 Aug; 221（4）: 161－174.

11. BLANCO-MOLINA A, TRUJILLO-SANTOS J, CRIADO J, et al. Venous thromboembolism during pregnancy or postpartum: findings from the RIETE Registry. Thromb Haemost. 2007 Feb; 97（2）: 186－190.

12. COMMITTEE ON PRACTICE BULLETINS-OBSTETRICS. ACOG Practice Bulletin No. 199: Use of Prophylactic Antibiotics in Labor and Delivery. Obstet Gynecol. 2018 Sep; 132（3）: e103－e119.

13. MCLEAN KC, JAMES AH. Diagnosis and Management of VTE in Pregnancy. Clin Obstet Gynecol. 2018 Jun; 61（2）: 206－218.

14. SIAH TH, CHAPMAN A. Should catheter-directed thrombolysis be the standard of care for pregnancy-related iliofemoral deep vein thrombosis?. BMJ Case Rep. 2018 27; 2018: bcr2017223105.

15. HOBOHM L, KELLER K, VALERIO L, et al. Fatality rates and use of systemic thrombolysis in pregnant women with pulmonary embolism. ESC Heart Fail. 2020 Jun 21.

三、肿瘤与 PTE

1. 概述

研究显示，肿瘤患者 VTE 的发生率是非肿瘤患者的 4.1 倍～30 倍。肿瘤导致高凝状态的病理机制非常复杂，多重因素作用的结果；如与释放过多炎症介质、促血管生成因子，使得肿瘤细胞与血管内皮细胞相互作用等有关，最终导致凝血酶和纤维蛋白产生增加。VTE 成为肿瘤患者的第二大死因。一项来自欧美的统计数据，这项研究纳入 83 203 例恶性肿瘤患者和 577 207 例普通人群为对照组，随访至发生 VTE 事件，平均随访为 2 年。研究发现，肿瘤患者的 VTE 发病率高于对照组，且呈逐年上升趋势，研究显示肿瘤患者 VTE 绝对发病率为 13.9/1 000 患者·年。

1.1 肿瘤分期及其治疗方式与 VTE 的关系

最常见合并 VTE 的前 10 位恶性肿瘤为：肺、结肠、血液、前列腺、乳腺、卵巢、膀胱、胰腺、胃和脑部肿瘤。

肿瘤患者 VTE 风险与肿瘤类型及肿瘤处于疾病的不同时期有关。活动期肿瘤在接受治疗尤其是放、化疗后，VTE 风险快速增加，约为正常人群的 7 倍；当肿瘤缓解后，VTE 风险也迅速下降，但仍比正常人群高；随着肿瘤病程的进展，当出现转移后，VTE 风险又快速增加，直至姑息性治疗、生命末期，VTE 风险持续处于极高水平。

来自美国前瞻性队列研究显示，住院肿瘤患者一旦合并 VTE，平均医疗费用增加 50%，住院费用和住院时间是非 VTE 患者的 2.5 倍。一项纳入 26 727 例受试人群的研究（1994—1995 年），其中 25 983 例随访至 2007 年 9 月，1 751 例发展为肿瘤中 417 发展为 VTE，评估肿瘤和（或）VTE 对患者死亡率的影响。结果显示，以无 VTE 且无肿瘤的患者作为参照，仅有 VTE 的患者死亡风险增加 1.6 倍、仅有肿瘤的患者增加 6.4 倍、而肿瘤合并 VTE 的患者则增加 30.2 倍。该研究表明,肿瘤患者罹患 VTE 后,会进一步显著增加肿瘤患者的死亡风险。

丹麦一项注册研究,共纳入 6 668 例患者,比较肿瘤合并 DVT 患者与肿瘤不合并 DVT 患者远处转移和 1 年生存率。结果显示:远处转移发生率在肿瘤合并 DVT 患者中更常见(44% *vs.* 35.1%,OR 1.26;95% CI 1.13~1.40);肿瘤合并 DVT 患者生存率更差(12% *vs.* 36%;$P < 0.001$)。另一项基于人群的队列研究,纳入 1997—2005 年间丹麦肿瘤登记中心和丹麦国家注册的患者的人群:40 994 例肿瘤患者,204 970 对照组。肿瘤预测 VTE 亚组最长随访 6 年。以一般人群作为参照,肿瘤 Ⅰ、Ⅱ、Ⅲ、Ⅳ 期患者 VTE 相对风险分别为 2.9、2.9、7.5 和 17.1 倍。该结果表明,肿瘤患者的 VTE 风险与分期密切相关,分期越晚、VTE 风险急剧升高。同时发现,与放疗或单纯手术相比,化疗患者的 VTE 风险最高。

来自美国的一项前瞻性观察研究,纳入 4466 例接受化疗的肿瘤患者,中位随访 75 天,其中 141 例患者在随访期间死亡。评估接受化疗的肿瘤患者的死亡原因,结果显示,第一大死亡原因是肿瘤进展,占 70.9%;血栓栓塞和感染并列第二大死亡原因,均占 9.2%;接下来是呼吸衰竭、出血、吸入性肺炎等。该研究表明 VTE 是肿瘤患者的重要死亡原因之一,应加以重视。

2. 肿瘤合并 VTE 的危险因素

肿瘤患者形成 VTE 的危险因素可以分为三个部分：肿瘤组织相关危险因素（肿瘤类型、原发部位、肿瘤分期及确诊后时间）、治疗相关危险因素（初始化疗、化疗药物种类、肿瘤相关外科或中心静脉置管）及患者相关危险因素（VTE 病史、老年、合并疾病、非洲或美国种族、住院及外科）。肿瘤患者发生 VTE 相关危险因素可以概括为以下几个方面：

2.1　与患者相关

存在其他合并症（Charlson Comorbidity Index，CCI）≥3、存在静脉曲张、VTE 病史、存在遗传性的危险因素（如：V 因子 Leiden 基因突变；或者 PC、PS 或 AT-Ⅲ 活性下降）。

2.2　与肿瘤相关

肿瘤的位置（危险度极高如胃癌、胰腺癌；危险度高如肺癌、血液系统肿瘤、妇科肿瘤、脑部肿瘤、肾癌、膀胱癌）、肿瘤的组织学分级、肿瘤的分期或转移、肿瘤确诊后的时间。

2.3　与治疗相关

以铂类药物为基础的或其他化疗药物、抑制血管生成的药物、激素治疗、外科手术、放疗、输血、中心静脉置管、制动和住院。

3. 肿瘤患者 VTE 高危人群的评估

基于肿瘤患者 VTE 的高发生率，欧美国家及中国肿瘤相关的学会均制定了肿瘤患者 VTE 的风险评估及相应的诊疗规范。但是，临床工作中会发现，肿瘤患者会以 VTE 作为首发症状，这也提醒医师在确诊 VTE 后必须进一步筛查病因，尤其是排除存在尚未得到诊断的肿瘤性疾病。

4. 肿瘤患者发生 VTE 的病理生理学基础及发病机制

4.1　病理生理

肿瘤的高凝状态包括：①细胞介导的白细胞增多症和血小板增多症；②基于微粒介导的组织因子和磷脂酶；③通过诱导促凝因子、单核细胞活化因子及中性粒细胞活化促进高凝状态；④肿瘤细胞抑制纤溶活性；⑤化疗损伤血管内皮及诱导炎症状态而产生高凝状态；⑥通过增强循环炎症标志物的体液表达；⑦肿瘤细胞通过释放促凝因子如组织因子、含有组织因子的微粒及肿瘤促凝因素激活凝血瀑布。上面机制基本上在制动或住院、中心静脉置管、外科、辐射治疗和化疗带来的血管毒性和桥接治疗中发生并诱发血栓事件。

4.2　肿瘤患者出现血栓的原因是多种病理途径共同作用的结果

Virchow's 定律中的血流缓慢、高凝状态及血管内皮受损三要素在肿瘤相关的 VTE 形成中具有不同程度的体现。部分因素直接导致了肿瘤诱导的高凝状态和纤溶功能受到抑制等。不同的肿瘤通过不同的机制诱导血栓形成。中性淋巴活化诱导中性粒细胞外捕网释放（NET），NET 伴随留置导管和肿瘤细胞死亡后 DNA 的释放，激活凝血瀑布反应。化疗药物及酪氨酸激酶抑制剂进一步活化血管内皮细胞表达黏附因子如 P-选择素、促栓因子（IL-6.磷脂酰丝氨酸或氧自由基等）及肿瘤微环境来源的细胞因子诱导的血小板增多症。肿瘤细胞通过 PTEN，KRAS，orp 53 等多种基因表达来直接释放组织因子。活化血小板、内皮细胞、白细胞及肿瘤细胞释放微颗粒均包含组织因子、黏附分子及带负电荷的磷脂，如磷脂酰丝氨酸。直接活化的病理途径包括 FVII 被组织因子途径活化。带负电荷的磷脂等均可以促进凝血酶生成。凝血酶将纤维蛋白原裂解为不溶性纤维蛋白，从而捕获红细胞并与聚集的血小板一起形成静脉血栓。

5. 临床表现及诊断

血栓可以是肿瘤的首发表现，也是 PTE 一旦确诊必须进一步查因的重要原因。同时，肿瘤患者出现 VTE 症状无特殊，并非所有肿瘤患者合并 PTE 都有症状。症状性 PTE 与非肿瘤患者出现 PTE 时没有区别，此处不再赘述。VTE 可以在肿瘤诊断前，在 VTE 的求因时查出（可以在首次 VTE 诊断住院期间，更可以在血栓抗凝治疗的门诊随访中确诊；同时说明，VTE 需要相对固定的门诊随诊）；也可以在肿瘤诊断或治疗中。肿瘤患者合并 VTE 的风险及是否接受 VTE 预防性抗凝治疗，需要结合 Khorana 评分进行风险分层，2 分以上需要给予常规的药物预防性抗凝治疗。

Khorana 评分作为重要的预测肿瘤患者合并 VTE 的重要手段，具体评估内容如下：肿瘤位置为极高风险（胃、胰腺）计 2 分；肺、淋巴结、妇科、膀胱或睾丸等高风险部位计 1 分；化疗前血小板≥$350×10^9$/L、Hb < 100 g/dL 或者使用促红细胞生成素、化疗前白细胞≥$11×10^9$/L、BMI≥35 kg/m^2 分别计 1 分。（0 分为低危；1~2 分中危；≥3 分高危。）

6. 治疗

一旦明确诊断 VTE，2019 年中国临床肿瘤学会（CSCO）发布了《肿瘤相关 VTE 预防与治疗指南（2019 版）》，该指南推荐了肿瘤患者 DVT 的治疗策略。根据 DVT 不同部位、依据是否有抗凝治疗禁忌分别推荐了不同治疗策略。总体而言，如无禁忌，肿瘤相关 VTE 患者应将抗凝治疗作为基础治疗（流程 1）。CSCO 指南推荐的 PTE 治疗流程（流程 2）。首先应评估 PTE 严重指数评分（PESI），如果 PESI 评分 < 86，属于低风险患者，如无抗凝禁忌，应进行抗凝治疗，并考虑门诊治疗或短期住院；如存在抗凝禁忌，应放置下腔静脉滤器，并加强随访包括抗凝禁忌指标的变化。如抗凝禁忌缓解，应及时启动抗凝治疗。如 PESI 评分 ≥86，属于高风险患者，入院时应检测 TNI、寻找伴有右心室扩张证据。如检查结果正常，根据是否有抗凝禁忌选择同低风险患者相同的治疗方案；如检查结果异常，评估肿瘤状态并考虑高危组 PTE 或非高危组 PTE 伴中重度右心室扩张症或功能不全者，建

议溶栓治疗或栓子切除术（导管或手术），必要时放置下腔静脉滤器。

抗凝药物的选择：低分子肝素作为预防或者治疗肿瘤患者VTE 的核心药物，但是存在依从性较差的弊端。2018 年，ISTH（国际血栓与止血学会）大会科学与标准委员会（SSC）推出新指南将癌症患者划分为低出血与高出血风险两类。对于低出血风险者，首推 DOACs（又称直接口服抗凝药物），LMWH 作为可接受替代方案；而对于高出血风险者，推荐 LMWH，DOACs 同样是可接受方案。2018 ISTH 指南强调医患共同决策，个体化抗凝。同样，各权威指南 NCCN、ASCO、CSCO 指南同样也有类似的推荐。目的是为了更好地平衡抗凝治疗的疗效和安全性。随着对 DOAC 研究的不断深入，2019 年 ESC 指南推荐艾多沙班或利伐沙班可以作为 LMWH 替换药物（消化道肿瘤除外）。2019 年第 1 版 NCCN 指南：推荐利伐沙班作为肿瘤相关 VTE 优选的单药治疗方案。2019 年美国 ASCO 指南，指出确诊 VTE 患者预防复发的最佳治疗方案：无论是起始治疗还是长期治疗，利伐沙班与 LMWH 都是同等推荐。此类患者最短抗凝 6 个月，特定的患者需要继续延长抗凝。CSCO 肿瘤相关 VTE 预防与治疗指南（2019 版），指出：因为 Xa 因子抑制剂利伐沙班具有治疗窗宽，无须常规凝血功能监测的优势，成为抗凝治疗的首选单药治疗方案之一，并推荐急性期即可开始使用。2020 年 ISTH 基于 COSIMO 研究结果更加关注肿瘤患者合并 VTE 时使用抗凝药的主观感受和舒适度，并推荐 DOAC 可以取代 LMWH。

7. 预防

7.1　一级预防

并非所有肿瘤患者均常规使用 VTE 预防性的抗凝药物，需要根据 Khorana 评分判断，对于高 VTE 风险的患者（Khorana 评分≥2 分）可以考虑使用预防性抗凝治疗；活动性多发骨髓瘤在接受诺利多胺或沙利度胺治疗时需要接受预防性抗凝治疗；住院的高危患者在没有抗凝禁忌证和活动性出血的前提下，建议常规使用药物抗凝预防；低分子肝素作为肿瘤患者合并 VTE 时的首选药物，DOAC 还在探索阶段。研究显示，PICC 导致的导管相关的血栓发生率达 51.4%，远高于深静脉穿刺后的血栓事件发生率（0.6～15.1%）同样值得重视。

7.2　VTE 复发与致死性出血并存

VTE 患者抗凝中复发或抗凝中出血均为导致患者死亡的重要原因。肿瘤患者具有高凝的特性时，又具有了容易出血的特点。致死性的 PTE 抗凝相关出血事件发生在抗凝治疗最初的第 1 个月，治疗 3 月内达到顶峰，并在随后的抗凝治疗中明显减少。相反，致死性出血可以在抗凝治疗 12 月内均有发生，且不到一半的出血患者发生在最初抗凝治疗的 1 个月内。正如意料之中，致死性 PTE 和致死性出血可发生在抗凝治疗期间。但停止抗凝之后，致死性出血比例（1/11）依然高于致死性 PTE（1/25）。

研究显示抗凝期间 VTE 复发或大出血与原发部位的关系。抗凝治疗平均为 139 天，乳腺癌和结肠癌的 VTE 复发率与大出血发生率相似（分别为 5.6 vs. 4.1 事件/100 人·年和 10 vs. 12/100 人·年）；前列腺癌 VTE 的复发率约为大出血发生率的一半（6.9 vs. 13 事件/100 人·年）；肺癌 VTE 的复发率是大出血的 2 倍（27 vs. 11 事件/100 人·年）。同时，在治疗的第一个月，乳腺癌、前列腺癌或结肠癌的 VTE 复发率是大出血复发率的一半。此外，肺癌患者在治疗的前 30 天及之后的 VTE 复发率是大出血的 2 倍。上面的结果显示，抗凝治疗期间 VTE 的复发率或出血发生率与肿瘤的部位密切相关，为肿瘤患者的制定安全的抗凝治疗策略提供了非常有利的依据。

无症状或偶发 VTE 治疗，Van der Hulle 的一项来自 11 个队列研究纳入 926 位肿瘤患者中，在随访 6 个月中发现非常高的无症状 PTE 患者，尤其是对于那些未经治疗的患者。但是随访时间过短，而且在患者抗凝治疗质量、PTE 后果、终止抗凝治疗后的表现等信息不完整，所以尚缺乏肿瘤患者无症状 PTE 的发生率的数据。另一项 RIETE 研究显示，715 例具有无症状 PTE 的肿瘤患者在抗凝治疗中随访 235 天，在终止抗凝治疗之后继续随访 117 天后发现，抗凝期间大出血的发生率是症状性 PTE 的 3 倍（10.1 vs. 3.17 事件/100 人·年）、致死性出血发生率是致死性 PTE 的 4 倍

（2.66 *vs.* 0.66 deaths per 100 patient-years）。停止抗凝治疗，大出血发生率低于症状性 PTE 的发生率（3.00 *vs.* 8.37 events per 100 patient years）。遗憾的是，该研究没有看到统计学差异，也没有识别出随访过程中症状 PTE 的独立预测因素。

理想的抗凝疗程：目前理想的抗凝疗程尚不清楚，因为还缺少持续评价初始抗凝 6 个月后的安全性及有效性。停用抗凝药物后致死性 PTE 的相对风险或出血还需要进一步确定。

流程 1：CSCO 推荐的 DVT 以抗凝为基础的治疗策略

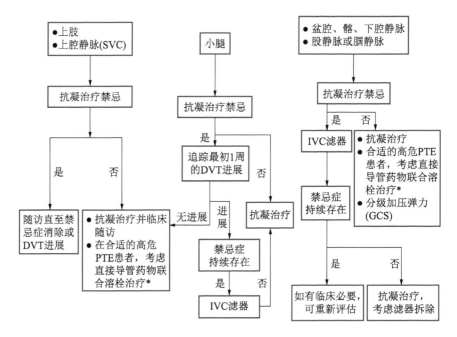

* 导管直接溶栓治疗的标准治疗方案包括尿激酶（12 ~ 18）万 U/h，重组阿替普酶（rtPA）0.5 ~ 1.0 mg/h，重组瑞替普酶 0.25 ~ 0.75 U/h 或替奈普酶 0.25 ~ 0.50 mg/h。DVT 治疗疗程至少 3 ~ 6 个月。

流程2：CSCO 肿瘤相关 VTE 预防与治疗指南（2019 版）

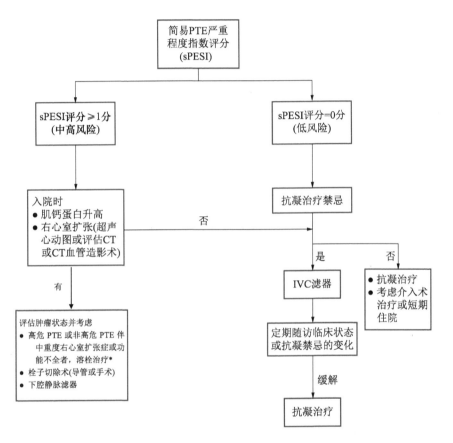

* 阿替普酶（rt-PA）50 mg 或 100 mg，静脉滴注 2 h 以上。PTE 抗凝至少 6~12 个月。

参考文献

1. KOURLABA G, RELAKIS J, MYLONAS C, et al. The humanistic and economic burden of venous thromboembolism in cancer patients: a systematic review. Blood Coagul Fibrinolysis, 2015, 26(1): 13 – 31.

2. KEELING D, KLOK FA, LE GAL G. Controversies in venous thromboembolism—2015. Blood Rev, 2016, 30(1): 27 – 33.

3. WALKER AJ, CARD TR, WEST J, Incidence of venous thromboembolism in patients with cancer—a cohort study using linked United Kingdom databases. Eur J Cancer, 2013, 49(6): 1404 – 1413.

4. FARGE D, BOUNAMEAUX H, BRENNER B, et al. International clinical practice guidelines including guidance for direct oral anticoagulants in the treatment and prophylaxis of venous thromboembolism in patients with cancer. Lancet Oncol, 2016, 17 (10): e452 – e466.

5. FALANGA A, MARCHETTI M. Venous thromboembolism in the hematologicmalignancies. J Clin Oncol, 2009, 27(29): 4848 – 57.

6. KHORANA AA, FRANCIS CW. Risk prediction of cancer-associated thrombosis: Appraising the first decade and developing the future. Thromb Res, 2018, S0049-3848 (18)30044-6.

7. MULDER FI, CANDELORO M, KAMPHUISEN PW, et al. The Khorana score for prediction of venous thromboembolism in cancer patients: a systematic review and meta-analysis. CAT-prediction collaborators. Haematologica, 2019, 104(6): 1277 – 1287.

8. AY C, PABINGER I, COHEN AT. Cancer-associated venous thromboembolism: Burden, mechanisms, and management. Thromb Haemost, 2017, 117(2): 219 – 230.

9. GUANGSHENG LI, YUECHUAN LI, SHUPING MA. Lung Cancer Complicated With Asymptomatic Pulmonary Embolism: Clinical Analysis of 84 Patients. Technology in cancer research and treatment, 2017, 11: 1 – 6.

10. 肿瘤相关静脉血栓栓塞症的预防与治疗中国专家指南. 中国临床肿瘤学会 (CSCO)肿瘤与血栓专家共识委员会. 中国临床肿瘤学会肿瘤与血栓专家共识. 中国肿瘤临床, 2015, 35(11): 907 – 991.

11. KHORANA AA, NOBLE S, LEE AYY. Role of direct oral anticoagulants in the treatment of cancer-associated venous thromboembolism: guidance from the SSC of the ISTH. J Thromb Haemost, 2018, 16(9): 1891 – 1894.

12. STREIFF MB, HOLMSTROM B, ANGELINI D, et al. NCCN Guidelines Insights: Cancer-Associated Venous Thromboembolic Disease, Version 2. 2018. J Natl

Compr Canc Netw, 2018, 16(11): 1289 – 1303.

13. KEY NS, KHORANA AA, KUDERER NM, et al. Venous Thromboembolism Prophylaxis and Treatment in Patients With Cancer: ASCO Clinical Practice Guideline Update. J Clin Oncol, 2020, 38(5): 496 – 520.

14. TUKAYE DN BRINK H. BALIGA R. Venous thromboembolism in cancer patients: risk assessment, prevention and management Future Cardiol, 2016, 12(2): 221 – 35.

15. MONREAL M, FALGá C, VALDéS M, et al. Fatal pulmonary embolism and fatal bleeding in cancer patients with venous thromboembolism: findings from the RIETE Registry. J Thromb Haemost, 2006, 4: 1950 – 1956.

16. TRUJILLO-SANTOS J, MARTOS FM, FONT C, et al. Analysis of clinical factors affecting the rates of fatal pulmonary embolism and bleeding in cancer patients with venous thromboembolism. Helyion, 2017, 3(1): e00229.

17. MAHé I, CHIDIAC J, BERTOLETTI L, et al. The clinical course of venous thromboembolism may differ according to cancer site. Am J Med, 2017, 130: 337 – 347.

18. VAN DER HULLE T, DEN EXTER PL, PLANQUETTE B, et al. Risk of recurrent venous thromboembolism and major haemorrhage in cancer-associated incidental pulmonary embolism amongst treated and untreated patients: a pooled analysis of 926 patients. J Thromb Haemost, 2016, 14: 105 – 113.

19. PERIS M, JIMéNEZ D, MAESTRE A, et al. Outcome during and after anticoagulant therapy in cancer patients with incidentally found pulmonary embolism. Eur Respir J, 2016, 48: 1360 – 1368.

20. PICKER N, LEE AY, COHEN AT, et al. Anticoagulation Treatment in Cancer-Associated Venous Thromboembolism: Assessment of Patient Preferences Using a Discrete Choice Experiment (COSIMO Study) Thromb Haemost, 2020: 2.

21. KEY NS, KHORANA AA, KUDERER NM, et al. Venous Thromboembolism Prophylaxis and Treatment in Patients With Cancer: ASCO Clinical Practice Guideline Update. J Clin Oncol, 2020, 38(5): 496 – 520.

22. SONG AB, ROSOVSKY RP, CONNORS JM, et al. Direct oral anticoagulants for treatment and prevention of venous thromboembolism in cancer patients. Vasc Health Risk Manag. 2019 Jun 21; 15: 175 – 186.

23. AL-HAMEED F, AL-DORZI HM, ALMOMEN A, et al. Prophylaxis and treatment of venous thromboembolism in patients with cancer: the Saudi clinical practice guideline. Ann Saudi Med. 2015 Mar-Apr; 35(2): 95 – 106.

24. YOUNG AM, MARSHALL A, THIRLWALL J, et al. Comparison of an oral Factor Xa inhibitor with low molecular weight heparin in patients with cancer with venous thromboembolism: Results of a randomized trial (SELECT-D). J Clin Oncol 2018; 36: 2017 – 2023.

25. SIMMONS B, WYSOKINSKI W, SAADIG RA, et al. Efficacy and safety of rivaroxaban compared to enoxaparin in treatment of cancer-associated venous thromboembolism. Eur J Haematol 2018; Apr 4.

四、急性冠脉综合征与 PTE

1. 急性冠脉综合征与 VTE 明确相关

越来越多的证据表明，急性冠脉综合征（Acute Coronary Syndrome，ACS）急性期合并 PTE 患者发生率明显增加。2019 年 ESC 有关 PTE 指南中将 3 个月内发生急性心肌梗死（Acute Myocardial Infarction，AMI）列为 PTE 的强诱发因素（OR > 10），这就意味着冠状动脉的血栓事件发生 3 个月内出现静脉系统血栓的风险明显增加，这又是什么原因呢？动脉硬化性疾病与 VTE 分明是两个系统的疾病，发病机制完全不同，原本以血小板活化为主的动脉血栓与以凝血系统激活为主要表现的静脉血栓又有什么关系呢？为什么会有这么强的相关性甚至互为因果呢？一旦在原有的抗血小板治疗基础上再加上抗凝治疗，如何最大化达到抗栓治疗目的又要最小化降低出血的风险？笔者近些年研究发现，我们所救治的 PTE 患者中，80% 以上的 PTE 患者具有动脉硬化的危险因素如肥胖、吸烟、血脂代谢紊乱等，同时发现动脉硬化的危险因素与抗凝期间及停用抗凝药物后 VTE 的复发均有关。本章重点为读者梳理一下冠状动脉粥样硬化性心脏病（简称，冠心病）与 VTE 的关系及相关的治疗策略。

例1 67 岁、男性、活动后胸闷 3 天，入院查体：神清，BP 120/80 mmHg，RR 27 次/分，HR 107 次/分，双肺未闻及啰音，房颤律，心脏未闻及杂音，腹部未见异常；双下肢可凹性轻度水肿。既往：5 年前行 CABG 术、高血压、高脂血症；UCG 提示双室壁节段性运动异常，左心尖室壁瘤形成，升主动脉增宽，肺动脉增宽，二尖瓣反流（轻度），三尖瓣反流（轻度）；D-Dimer 3 600 ng/mL，BNP 580 pg/mL，血常规正常，肝、肾功能大致正常。有明确的冠心病、CABG 史，BNP 升高，诊断冠心病合并心力衰竭貌似更合乎情理。此时，D-Dimer 成为提醒医师需要重新考虑诊断的重要指标。结合患者的胸片（图 6 - 1）没有明显的心功能不全征象，心电图（图 6 - 2）显示 V1 ~ V5 导联明显的 T 波倒置，同时还可以看到 $Q_{III}T_{III}$ 的改变。CTPA（图 6 - 3）明确诊断 PTE，是巧合还是另有原因呢？

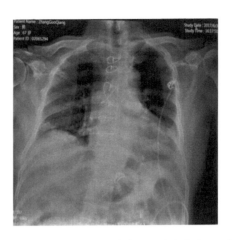

图 6-1　胸片显示心胸比增大、心脏像左下扩大为主，双侧肋膈角变钝

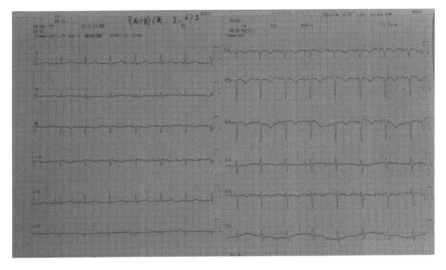

图 6-2　心电图提示广泛的胸导联 T 波倒置、$Q_{III}T_{III}$ 改变

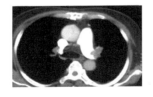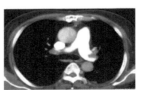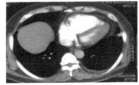

图 6-3　CTPA 显示双肺动脉主干充盈缺损、右房及右室明显增大

例2 71岁，男性；主诉"活动后气短3天加重1天"。既往"高血压、高血脂及吸烟病史"。因考虑ACS即行冠脉造影证实：前降支90%狭窄，置入支架1枚；症状缓解出院后3天再次出现上述症状，可疑支架内血栓形成行冠脉CT未见异常。当回顾初次住院（PCI介入前）及复诊时D-Dimer分别为2 910 ng/mL和2 560 ng/mL，转而考虑到PTE的可能，CTPA最终证实为PTE（图6-4），诊断为急性PTE、PCI术后，予抗凝治疗并维持原有的抗血小板治疗，随访1年内未再出现上述症状。

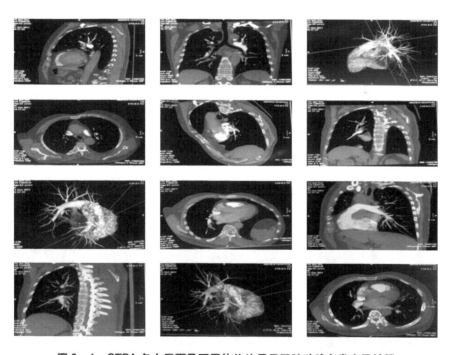

图6-4 CTPA各个层面及不同体位均显示双肺动脉多发充盈缺损

仔细研读一下，究竟是ACS患者PCI术后合并PTE还是贯穿始终的主要矛盾就是 PTE 呢？前面曾经谈到，D-Dimer 2 910 ~ 2 560 ng/mL 能否用 ACS 解释呢？冠脉造影提示前降支 90% 狭窄就一定是本次症状的主要原因？笔者认为很可能 PTE 是贯穿始终的主要矛盾，之所以第一次住院症状好转，主要原因是 ACS 支架术前、术后都接受了肝素和低分子肝素抗凝治疗，但是因为抗凝疗程过短，出院停用抗凝治疗后 PTE 症状势必会再次出现而已。

例 3　男性，63 岁，因"冠脉三支病变"行心外搭桥术，术中顺利，术后 48 小时脱机返回普通病房。脱机后 20 小时下床排便时突发胸闷、气短。心电监测心率由原来的窦性心率转为房颤，鼻导管（Flow 2 L/min）血氧由 93% 下降至 88%，血压变化不明显。因高度怀疑 PTE，急行 CTPA 检查明确证实为急性 PTE（图 6 - 5）。如果对 PTE 认识不够深刻，也没有行 CTPA 检查，平扫胸部 CT 会不会被误认为心力衰竭呢？

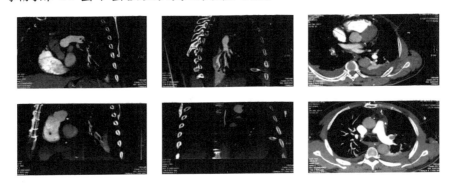

图 6 - 5　CTPA 各个层面及不同体位均显示双肺动脉
多发充盈缺损及双侧胸腔积液征象

例4　61岁，女性，既往体健，因"突发心前区闷痛2小时"当地诊断为"急性广泛前壁心梗"，冠脉造影提示为三支病变，故于20天前行冠脉搭桥术。术后第20天"胸闷、憋气"再次就诊，查D-Dimer 3 887 ng/mL，心电图提示 $S_IQ_{III}T_{III}$（图6-6）。CTPA明确提示存在肺动脉多发血栓形成（图6-7）。患者军人出身，自认为身体健康，几乎没有规律体检。本次明确为急性心肌梗死，冠脉搭桥术后20天PTE的患者。

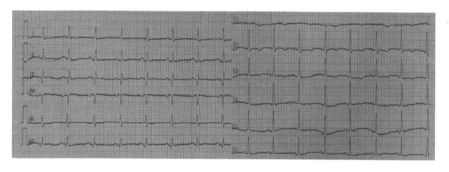

图6-6　心电图显示明确的 $S_IQ_{III}T_{III}$ 改变，胸导联可见 $V_{1\sim6}$ ST-T 改变

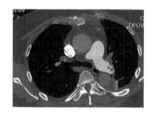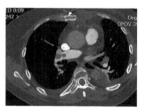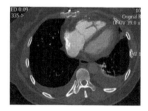

图6-7　CTPA分别为左肺动脉、右肺动脉明确的充盈缺损及
右心偏饱满（房室瓣水平）

很显然，从上面4例中可以发现，明确存在冠心病基础疾病的患者，无论是急性冠脉综合征的急性期还是稳定期，无论是术

前还是术后再次出现类似胸闷、憋气等症状时，均需要仔细进行鉴别诊断，必须考虑到是不是所有相关检查都能用一元论来解释。前两例患者的 D-Dimer 明显升高就是一个明显的不能用冠脉事件解释的重要标志。第三例很明确是围冠脉搭桥术期间的 PTE 患者。

上述案例在临床中并非少见，PTE 在任何疾病中作为鉴别诊断内容都不足为过。实际上，PTE 诊断难就难在没有想到，因为只要想到诊断就不难，所以需要加深对 PTE 症状或体征的非特异性这一特点的不断强化。

2. ACS 与 VTE 共享危险因素并存在共同的病生理基础

随着认识的深入，越来越多证据显示动脉血栓（血小板活化）与静脉血栓（激活凝血系统）存在着一定的相关性。有研究 AMI 患者 VTE 发生率 1%。貌似解剖结构截然不同的两个系统，事实上共享同样的危险因素如：年龄、肥胖、吸烟、糖尿病、高脂血症及代谢紊乱综合征。此外，可以同时导致动静脉血栓的疾病如抗心磷脂抗体综合征、高同型半胱氨酸血症、恶性肿瘤、感染或激素替代治疗等。同时 VTE 患者存在非常高的动脉血栓的风险，推测这两种血管并发症可能与各种原因激活或触发了动脉和静脉系统的凝血和炎症通路有关。一项非常有意思的研究发现，患有视网膜静脉血栓的受试者通常有相关的心血管危险因素，而随访中死亡的原因通常是动脉血管事件。

研究显示，无触发因素的 DVT 出现动脉硬化斑块的发生率与有明确触发因素的 DVT 患者（如活动性癌症、产褥期、创伤或骨折、长期制动或目前使用的雌激素）的发生率存在明显的区别（OR 2.4，95% CI，1.4～4.0）。另一项病例对照研究对 50 岁以上，选择无触发因素和有触发因素的 VTE 患者各 100 例，并以 100 例无 VTE 作为对照组。观察症状或亚临床动脉粥样硬化的发病率，研究发现，无触发因素 VTE 出现症状的或亚临床动脉粥样硬化发生率明显高于有触发因素 VTE 患者（OR 5.1，CI，2.0～13.1）；与对照组相比，无触发因素 VTE 风险明显高于有触发因素 VTE 的风险（OR 14.5，95% CI，5.8～36.3）。

随着研究的不断深入同时发现，动脉粥样硬化与可检测到的血小板和血液凝固的激活以及纤维蛋白的增加有关。考虑到活化的血小板和凝血因子出现在缓慢流动的静脉系统中，这种血栓形成前状态对静脉血栓形成带来影响的推测具有了一定的合理性。

动、静脉血栓的强关联性被证实动脉硬化通过炎性反应互相影响，并发现 vWF 和可溶性 P-选择素参与了无触发因素的 DVT 患者内皮细胞的损伤。微白蛋白尿作为内皮功能障碍的一个众所周知的标志物，与动脉心血管事件和静脉血栓栓塞的风险增加均独立相关。存在症状性的动脉硬化性患者 VTE 的风险明显增加，尤其是 3 个月内的发生急性 CVD 事件者，出现 VTE 事件风险明显增加。但是尚未发现无症状动脉硬化性疾病是否能预测 VTE 风险的证据。动脉粥样硬化的症状性并发症，如心肌梗死或卒中患者是否有更高的 VTE 并发症的风险存在一定的争议。VTE 患者能否预测动脉硬化的风险呢？研究发现，无触发因素和有触发因素的 DVT 均增加了日后动脉硬化事件的风险，无触发因素更加明显。发生机制同样考虑与共享危险因素及炎症因子如 CRP，Ⅷ因子，纤维蛋白原等参与有关。

一项纳入 2 495 757 例 STEMI 住院患者的研究发现，VTE 患者 25 149 例（1%），并发现 STEMI 患者一旦合并 VTE 具有更高的死亡率和出血风险，无疑也会增加住院时间和住院相关的费用。同时该项研究提示，未来的研究应该集中在 STEMI 患者中、高风险 VTE 患者的预防和管理。尽管动脉硬化性疾病与 VTE 的关联性仍有争论，越来越多证据显示血脂代谢紊乱或代谢综合征患者不仅成为 VTE 的高危人群，同样也是停用抗凝药物后 VTE 复发的预测因素。脂蛋白（a）比 LDL 更容易引起动脉粥样硬化，因为附加的载脂蛋白（a）成分通过促进血管炎症而加剧动脉粥样硬化血栓形成，还具有潜在的抗纤溶活性与抑制纤溶酶原，所以载脂蛋白（a）对 VTE 的影响也是备受关注。

值得一提的是，现有研究均为症状性静脉血栓栓塞性疾病，对于无症状 VTE 事件尚未得出结论。一项针对静脉血栓患者中动脉血栓事件的发生率的研究显示，DVT 患者中颈动脉斑块在存在无明确触发因素的 DVT 患者发生率为 47.1%；有明确触发因素 DVT 的患者存在颈动脉斑块占 27.4%，而对照组有 32% 存在颈动脉斑块。丹麦的一项前瞻性观察研究，主要观察因 DVT 住院的 25 199 例和 PTE 住院 16 925 患者，出院后随访 25 年期间急性心梗、脑卒中及一过性的脑缺血事件的发生情况。同时选取了 163 566 例作为对照组。研究发现，DVT 和 PTE 患者在出院第一年内存在很高的急性心梗和脑卒中风险。DVT 出现心梗的发生和脑梗的风险分别为 RR 1.60（95% CI 1.35 ~ 1.91）和 RR 2.19（95% CI 1.85 ~ 2.60）；PTE 出现 AMI 的发生和脑梗死的风险分别为 RR 2.60（95% CI 2.14 ~ 3.14）和 RR 2.93（95% CI 2.34 ~ 3.66）。随访 20 年之内，24 ~ 40% 的动脉血栓风险，20 年之后略有降低。重要的是上面的趋势无论在有明确触发因素如制动、外伤或手术等，还是没有找到明确触发因素的 DVT 或 PTE 患者，均得出同样的动脉血栓事件风险的趋势。

3. ACS 遭遇 PTE，如何第一时间准确诊断

ACS 与 PTE 在基础病、症状、辅助检查等多个方面存在很多类似之处，甚至可能互为因果。D-Dimer 及心电图改变成为及早诊断的重要线索。急性胸痛症状发作 24 小时内，D-Dimer 如果明显升高（笔者认为 10 倍以上增加）基本可以除外 ACS，而需要警惕 PTE 及主动脉夹层。心电图作为双刃剑需要准确识别，正确解读尤其是动态观察变化具有非常大的意义，2019 年 ESC 针对

PTE 引起的胸痛分为肺梗死（胸膜样胸痛）和心绞痛（肺循环阻力增加、右室扩张导致的左室舒张受限，进而心搏量下降导致的冠脉缺血事件）两种。所以认识疾病的病理生理变化，才有助于理解疾病的内在表现。如何在 D-Dimer 及血气分析方面及早明确诊断方向，笔者曾经在前面章节中已经具体阐述过，此处不再赘述。

4. PTE 合并 ACS 如何的治疗

虽然冠心病与 PTE 之间的关系得到广泛的重视，截止到 2020 年之前全球最有影响力的欧洲心脏病协会（ESC）和美国心脏病学会（ACC/AHA）均没有相关指导意见的推荐。笔者推荐 2020 年 ACC 对房颤患者合并动脉硬化性心脏病后接受 PCI 时专家共识，现系统总结给读者，具体分为以下几种情况：

4.1 房颤患者口服抗凝药期间接受 PCI 和抗血小板治疗；

4.2 动脉硬化性心脏病接受抗血小板治疗期间的患者出现新的房颤，需要使用抗凝药物；

4.3 既往有 VTE 病史接受抗凝药物治疗中需要 PCI 和抗血小板治疗；

4.4 动脉硬化性心脏病接受抗血小板治疗期间的患者出现 VTE 需要使用抗凝药。

笔者在这里主要参考了 2020 ACC 指定的相关流程，一并介绍给读者：

流程 1：需要同时使用抗凝和抗血小板治疗潜在的可能性一览表。为了方便理解，所涉及的英文缩写见下面：

Abbreviations：缩写

AC = Anticoagulant，抗凝

ACS = Acute coronary syndrome，急性冠脉综合症

AF = Atrial fibrillation，房颤

APT = Antiplatelet，抗血小板治疗

ASCVD = Arteriosclerotic cardiovascular disease，动脉硬化性心脏病

Disease/cerebrovascular，疾病/脑血管疾病

Disease/pulmonary artery disease，疾病/肺动脉疾病

BMS = Bare metal stent，金属裸支架

CAS = Carotid artery stenting，颈动脉支架植入术

CEA = Carotid artery endarterectomy，静脉动脉内膜剥脱

CVD = Cerebrovascular disease，心血管疾病

DES = Drug – eluting stent，药物洗脱支架

DOAC = direct oral anticoagulant，直接口服抗凝药

INR = international normalized ratio，国际标准化比值

VKA = vitamin K antagonist，维生素 K 拮抗剂

OAC = oral anticoagulant，口服抗凝药

PAD = peripheral artery disease，外周动脉性疾病

PCI = percutaneous coronary intervention，经皮冠脉介入

PTA = percutaneous transluminal angioplasty，经皮腔间血管成形术

SIHD = stable ischemic heart disease，稳定期缺血性心脏病

VTE = venous thromboembolism，静脉血栓栓塞症

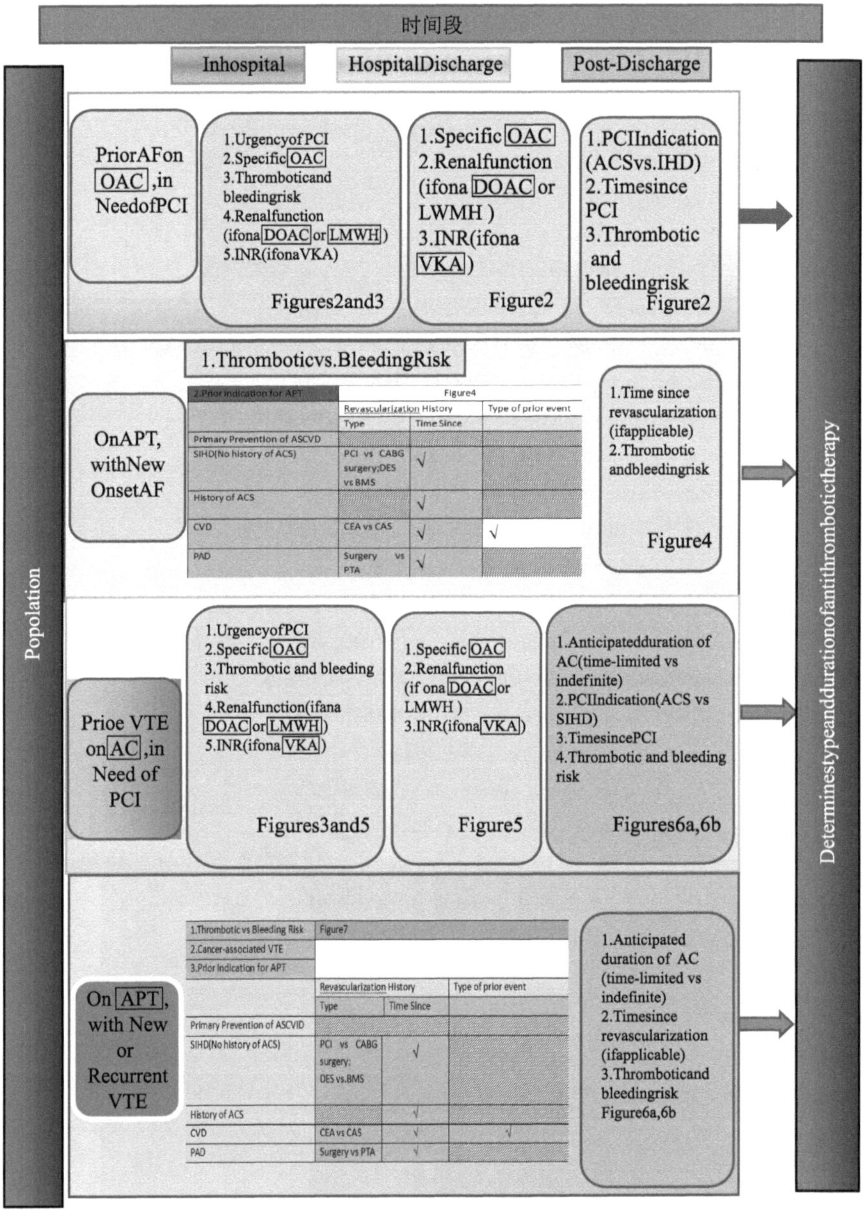

时间段

| Inhospital | HospitalDischarge | Post-Discharge |

Popolation

Determinestypeanddurationofantithrombotictherapy

PriorAFon OAC ,in NeedofPCI
1.UrgencyofPCI
2.Specific OAC
3.Thromboticand bleedingrisk
4.Renalfunction (ifona DOAC or LMWH)
5.INR(ifonaVKA)
Figures2and3

1.Specific OAC
2.Renalfunction (ifona DOAC or LMWH)
3.INR(ifona VKA)
Figure2

1.PCIIndication (ACSvs.IHD)
2.Timessince PCI
3.Thrombotic and bleedingrisk
Figure2

1.Thromboticvs.BleedingRisk

OnAPT, withNew OnsetAF

2.Prior indication for APT	Figure4		
	Revascularization History		Type of prior event
	Type	Time Since	
Primary Prevention of ASCVD			
SIHD(No history of ACS)	PCI vs CABG surgery;DES vs BMS	√	
History of ACS		√	
CVD	CEA vs CAS	√	√
PAD	Surgery vs PTA	√	

1.Time since revascularization (ifapplicable)
2.Thrombotic andbleedingrisk
Figure4

Prioe VTE on AC ,in Need of PCI
1.UrgencyofPCI
2.Specific OAC
3.Thrombotic and bleeding risk
4.Renalfunction(ifana DOAC or LMWH)
5.INR(ifona VKA)
Figures3and5

1.Specific OAC
2.Renalfunction (if ona DOAC or LMWH)
3.INR(ifona VKA)
Figure5

1.Anticipatedduration of AC(time-limited vs indefinite)
2.PCIIndication(ACS vs SIHD)
3.TimesincePCI
4.Thrombotic and bleeding risk
Figures6a,6b

On APT , with New or Recurrent VTE

1.Thrombotic vs Bleeding Risk	Figure7		
2.Cancer-associated VTE			
3.Prior Indication for APT			
	Revascularization History		Type of prior event
	Type	Time Since	
Primary Prevention of ASCVID			
SIHD(No history of ACS)	PCI vs CABG surgery; DES vs.BMS	√	
History of ACS		√	
CVD	CEA vs CAS	√	√
PAD	Surgery vs PTA	√	

1.Anticipated duration of AC (time-limited vs indefinite)
2.Timesince revascularization (ifapplicable)
3.Thromboticand bleedingrisk
Figure6a,6b

流程2：房颤患者使用抗凝药物期间需要 PCI 或长期抗血小板治疗；

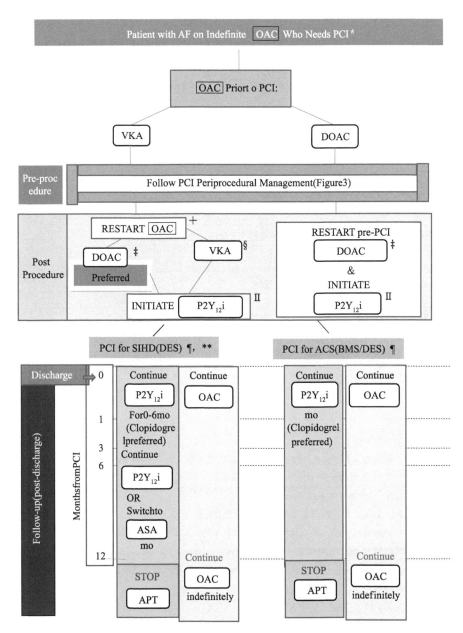

缩写：

ACS = Acute coronary syndrome；BMS = Bare metal stent；DES = Drug-eluting stent；

PCI = Percutaneous coronary insertion；SIHD = Stable ishchemic heart disease

---

Antiplatelet and related therapy，抗血小板治疗

APT = Antiplatelet therapy，抗血小板治疗

ASA = Aspirin，阿司匹林

$P2Y_{12}i$ = $P2Y_{12}$ inhibitor，$P2Y_{12}$ 抑制剂

Anticoagulation therapy，抗凝治疗

OAC = Oral anticoagulant，口服抗凝

DOA = Direct oral anticoagulant，直接口服抗凝

VKA = Vitamin K antagonist，维生素 K 拮抗剂

注：

≠：参考房颤抗凝剂量

†：对于高血栓风险合并低出血风险，继续使用单抗血小板（阿司匹林 81 mg 或氯吡格雷 75 mg，均为日一次）12 月以上（ACC/AHA guidelines）

‡：DOAC 剂量（ACC/AHA guidelines）

§：阿司匹林（81 mg/天）维持至 INR 同时达到治疗范围

Ⅱ：延长治疗首选氯吡格雷，而不是普拉格雷/替卡格雷，对于高血栓风险合并低出血风险，继续使用阿司匹林 81 mg/天 30 天以上

¶：对于高出血风险患者，及早停止双联抗血小板治疗（稳定期缺血性心肌病 3 月后或急性冠脉综合征 6 月后）

**：裸金属支架 P2Y12 抑制剂维持 1 月

流程3：使用口服抗凝药物期间需要 PCI 围术期抗血小板治疗的管理；

PCI = Percutaneous coronary insertion，经皮冠状动脉介入术

Antiplatelet Therapy，抗血小板治疗

| ASA | = Aspirin，阿司匹林 |

| P2Y$_{12}$i | = P2Y$_{12}$ inhibitor，P2Y$_{12}$抑制剂 |

Anticoagulation Therapy，抗凝治疗

| DOAC | = Direct oral anticoagulant，直接口服抗凝药 |

| LMWH | = low molecular weight heparin，低分子肝素 |

| VKA | = Vitamin K antagonist，维生素 K 拮抗剂 |

Acid Blockers

| H$_2$ Blocker | = Histamine H2-recepter antagonists |

| PPT | = Proten pump inhibitor，质子泵抑制剂 |

---

*：部分实验室使用 INR≤1.5 时重新使用 VKA

†：急性非 ST 抬高型心肌梗塞的 PCI 患者应该在实验结果出来之前即可使用静脉普通肝素

‡：一次使用阿司匹林 325 mg 用于选择性 PCI，162～324 mg 用于急诊 PCI

§：高栓塞风险及低出血风险患者使用至少 30 天的阿司匹林 81 mg/天

Urgent：由于存在严重的缺血、梗死和/或死亡风险，出院前应该完成的住院病人的手术

Emergent：持续的缺血和/或梗死可能导致死亡，应尽快或随时可以提供的手术

Elective：没有显著的梗死或死亡风险。对于稳定的住院病人，在住院期间进行手术是为了方便，而不是因为紧急的手术。

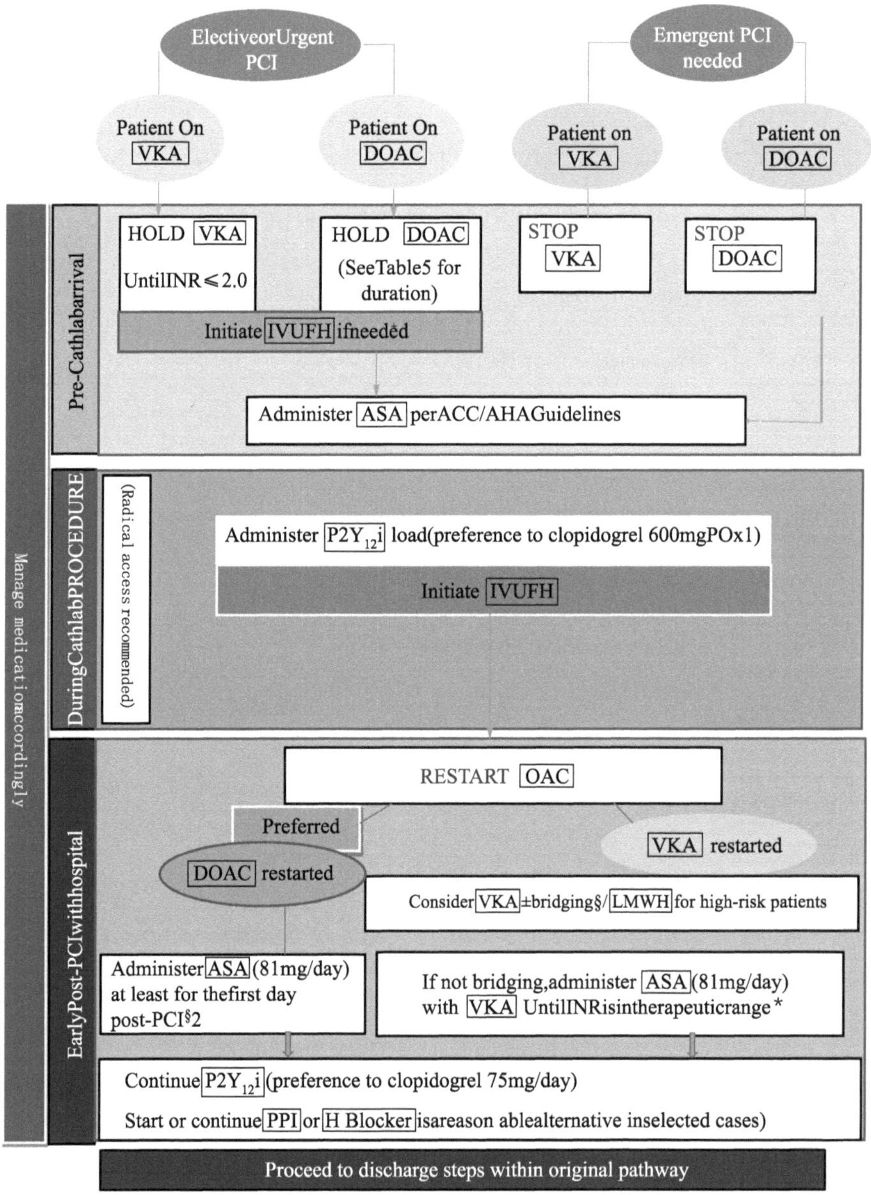
Elective or Urgent PCI
Emergent PCI needed
Patient On VKA
Patient On DOAC
Patient on VKA
Patient on DOAC
Pre-Cathlab arrival
HOLD VKA Until INR≤2.0
HOLD DOAC (See Table5 for duration)
STOP VKA
STOP DOAC
Initiate IVUFH if needed
Administer ASA per ACC/AHA Guidelines
During Cathlab PROCEDURE
(Radical access recommended)
Administer P2Y12i load(preference to clopidogrel 600mg PO x1)
Initiate IVUFH
Early Post-PCI with hospital
RESTART OAC
Preferred
DOAC restarted
VKA restarted
Consider VKA ±bridging§/LMWH for high-risk patients
Administer ASA (81mg/day) at least for the first day post-PCI§2
If not bridging, administer ASA (81mg/day) with VKA Until INR is in therapeutic range*
Continue P2Y12i (preference to clopidogrel 75mg/day)
Start or continue PPI or H Blocker is a reasonable alternative in selected cases)
Manage medication accordingly
Proceed to discharge steps within original pathway

流程4：使用抗血小板治疗期间出现新发房颤的长程抗栓治疗的管理；

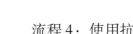

APT	= Antiplatelet therapy
ASA	= Aspirin
$P2Y_{12}i$	= $P2Y_{12}i$ inhibitor
AC	= Anticoagulant
OAC	= Oral anticoagulant

＊：参考房颤抗凝治疗

＊：ASCVD 包含了冠状动脉疾病/脑血管疾病/肺动脉疾病

†：高栓塞风险及低出血风险患者使用至少 30 天的阿司匹林 81 mg/天

‡：完成了标准 DAPT 期的患者中，仍处于高血栓风险/低出血风险，可以考虑继续使用单抗血小板和抗凝治疗

缩写：

PCI = Percutaneous coronary insertion；

CEA = Carotid endaterectomy；颈动脉内膜剥脱术

CVA = Cardiovascular accident；心血管事件

PAD = Peripheral artery disease；外周动脉疾病

TIA = Transient ischemic attrack；短暂性缺血性脑卒中

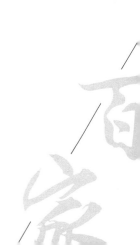

中国医学临床百家

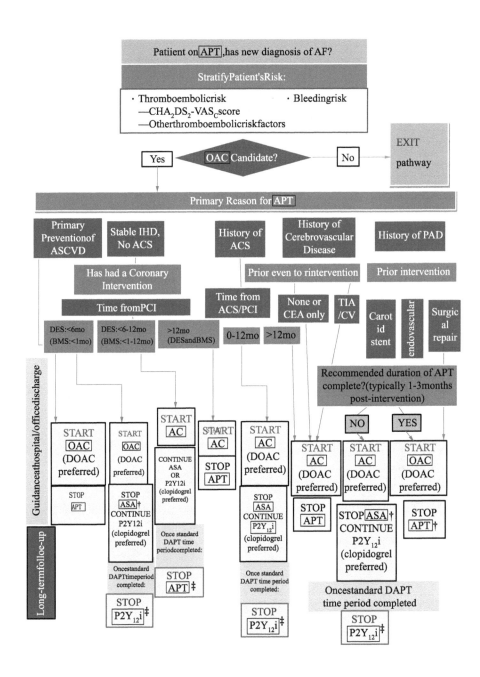

流程5：VTE患者抗凝期间需要PCI时的围PCI期和出院后抗栓治疗管理；

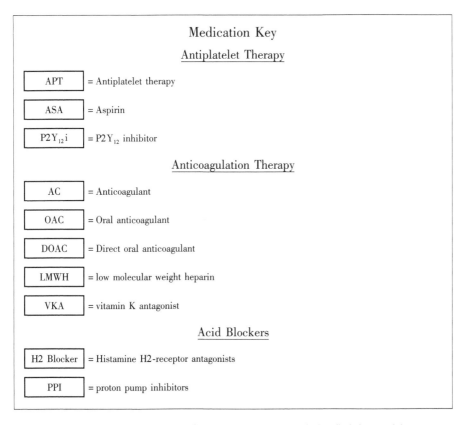

Urgent：由于存在严重的缺血、梗死和/或死亡风险，出院前应该完成的住院病人的手术

Emergent：持续的缺血和/或梗死可能导致死亡，应尽快或随时可以提供的手术

Elective：没有显著的梗死或死亡风险。对于稳定的住院病人，在住院期间进行手术是为了方便，而不是因为紧急的手术

‡：既往存在VTE或房颤患者参考表2（房颤患者需要PCI）

†：一般指1~3月

‡：首选氯吡格雷，而不是普拉格雷/替卡格雷

§：基于抗凝指南，桥接待续

¶：高血栓风险/低出血风险：干预后可持续ASA 81 mg/天，持续30天

Abbreviations：

ACC = American College of Cardiology，美国心脏病学会

中国医学临床百家

AHA = American Heart Association，美国心脏协会

PCI = Percutaneous coronary insertion，经皮冠状动脉介入

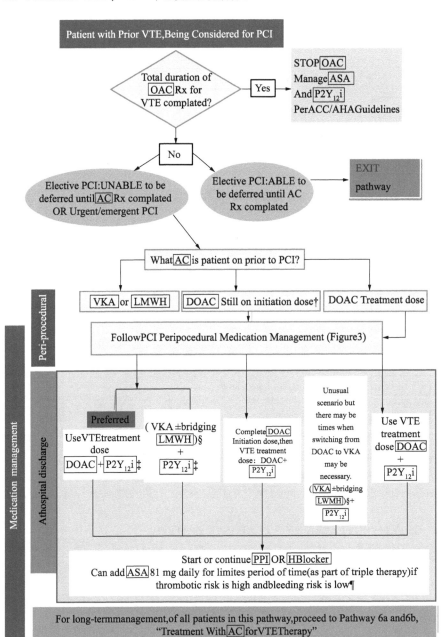

流程6a：VTE 患者抗凝期间接受 PCI 治疗及院外长期抗栓和抗血小板治疗的管理；

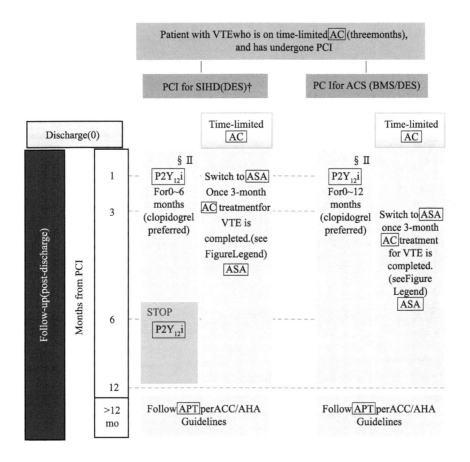

Figure Legend:
ACC/AHAGuiedelines建议PCI术后立即给予P2Y$_{12}$i抑制剂(依据患者情况：ACS建议12月，其他总疗程为6-12月)。当患者完成VTE的3个月的AC后，才开始进行PCI术后ASA治疗。ASA的转换取决于病人VTE的病程，至少完成3月AC治疗，然后无限期改为ASA。

流程 6b：VTE 患者抗凝期间接受 PCI 治疗及院外长期抗栓和抗血小板治疗的管理；

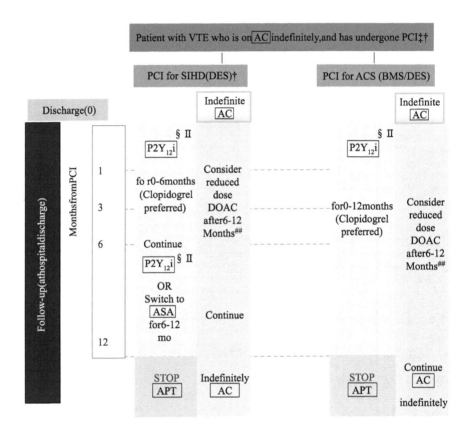

注：

† Two DOACs：主要指阿派沙班和利法沙班，VTE 患者在 6 个月前接受无限期抗凝治疗的患者，阿派沙班或利法沙班可以提供降低剂量的额外优势（如 EINSTEIN-CHOICE 研究的利伐沙班 10 mg/天和 and AMPLIFY-EXTEND 研究的阿哌沙班 2.5 mg 日两次），以最大限度降低出血风险

‡：金属裸支架（BMS）建议 P2Y12i 使用 1 月

§：来源于双抗血小板治疗指南，对于高出血风险的 SIHD 患者 3 月后或 ACS 患者 6 月后早期停用 APT 是合理的

Ⅱ：如果高血栓风险和低出血风险可以加用 ASA 81 mg/天

¶：如果采用 SAPT，则 ASA 优先于 P2Y12i 用于 VTE 的二级预防

流程 7：应用 APT 期间出现新发 VTE 的抗栓治疗管理；

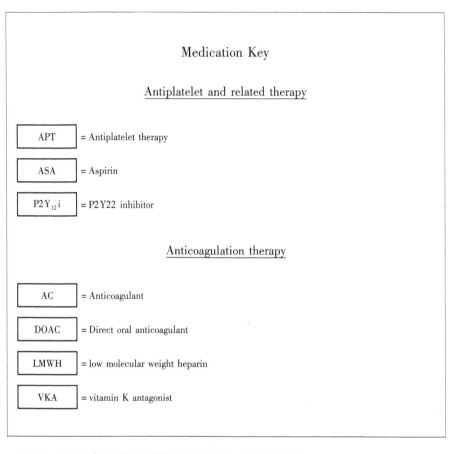

Medication Key

Antiplatelet and related therapy

APT = Antiplatelet therapy

ASA = Aspirin

$P2Y_{12}i$ = P2Y22 inhibitor

Anticoagulation therapy

AC = Anticoagulant

DOAC = Direct oral anticoagulant

LMWH = low molecular weight heparin

VKA = vitamin K antagonist

+ ASCVD：急性动脉硬化性心血管病包括冠状动脉/脑血管/肺动脉

†：PCI 术后的高栓塞风险和低出血风险患者建议 ASA 应用 81 mg/天至少 30 天

‡：肿瘤相关的血栓，抗凝治疗中 LMWH，依度沙班或利伐沙班由于 VKA。非肿瘤相关血栓，DOAC 优于 VKA

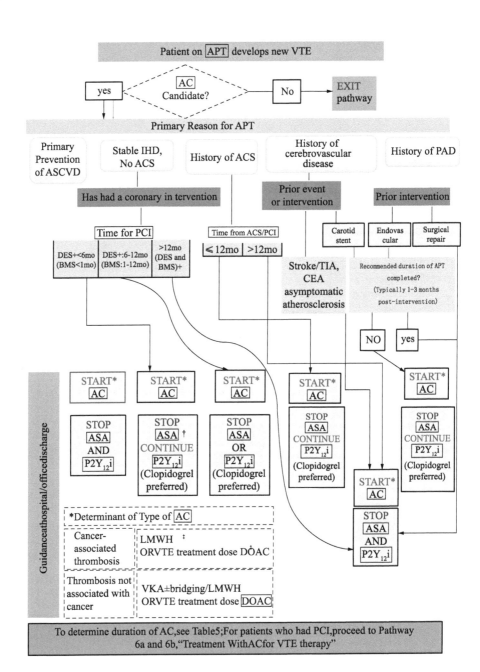

流程8：用于描述不同时间点路径的颜色及房颤和 VTE 时涉及的不同表格。

	AtrialFibrillation		VenousThromboembolism		
Pre-Cathlabarrival		Fig3			
DuringProcedure		Fig3			
Earlypost-PCIwithinhospital		Fig3			
Peri-Procedural	Fig2	Fig3	Fig5		
PostProcedure	Fig2				
Athospital/officedischarge		Fig4	Fig5	Fig6a,6b	Fig7
Follow-up(postdischarge)	Fig2	Fig4		Fig6a,6b	

注：第一列用于描述不同时间点路径的颜色，浅灰色框显示处理心房颤动 (Atrial Fibrillation)的途径，深灰色框显示处理静脉血栓栓塞(Venous Thromboembolism)的途径，而处理心房颤动和VTE的途径(如图4)在混合框中显示。

=No corresponding pathways

5. 确保抗血小板治疗和抗凝治疗期间的安全性

无论是抗凝治疗还是抗血小板治疗都会面临着出血风险？同时使用时会大大增加出血风险。在此笔者推荐血栓弹力图联合 Xa 因子（或者利伐沙班等 DOAC 的浓度监测），有望指导临床医师决策，达到有效、安全及准确的治疗目的。

5.1　血栓弹力图

5.1.1　血栓弹力图（thrombelastography，TEG）检测原理

TEG 使用物理方法模拟人体内环境下凝血、纤溶的整个过程，血凝块发展的连续监测可以提供患者的真实凝血全貌，并显示每个阶段的相关参数。TEG 可以全面、动态的反映凝血、纤溶整个过程，涵盖了凝血、纤溶及血小板功能的变化。主要参数为反映血块

形成速率(R，K，Angle)、血块强度（MA）及血块消融（LY30）。根据参数的变化了解出凝血疾病的类型尤其是复杂的出血性疾病的初筛。本章节重点介绍血栓弹力图（图6-8）用于检测同时使用抗凝药物和抗血小板药物时，在评估治疗的力度及抗栓治疗中出血原因的寻找，以帮助医师决策停用或保留哪一类药物。

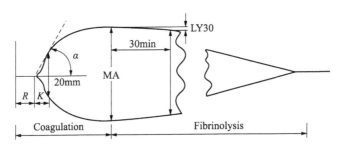

图6-8　TEG全貌：R和K代表凝血功能，MA代表血块强度，
LY30/EPL代表血块稳定性，侧面反映纤溶功能

表6-6　TEG相关参数及其临床意义

内容	参数及其正常值	临床意义
反应时间	R：从凝血启动至血凝块形成之间的潜伏期（正常值：4~9 min）	延长：凝血因子缺乏、使用抗凝剂、可以被FFP纠正
		缩短：血液呈现高凝状态
血块动力	K：从R时间终点至幅度达20 mm所需的时间（min）（正常值：1~3 min）	1. K反映纤维蛋白和血小板在凝血块开始形成时的相互作用，即血凝块形成的速率。K值的长短受纤维蛋白原水平高低的影响，抗凝剂可以延长K值
	α角：从血凝块形成点至最大曲线弧度作切线，与水平线的夹角（正常值：53~73°）	2. α角反映血凝块聚合的速率，当凝血处于重度低凝状态时，血块幅度达不到20 mm，此时K值无法测定，所以α角比K值更准确 3. 影响K值和α角的因素相同

（续表）

内容	参数及其正常值	临床意义
血块强度	MA：最大幅度，测定了凝血块的最大强度（正常值：50 ~ 70 mm）	1. MA，表现为纤维/血小板血凝块的最大强度。纤维蛋白和血小板通过 GP Ⅱb/Ⅲa 受体结合，GP Ⅱb/Ⅲa 血小板抑制剂可以使得 MA 呈现线性。 2. MA 受纤维蛋白原及血小板两个因素的影响，其中血小板作用（约占80%）要比纤维蛋白原（约占20%）大。 3. MA 减少：提示出血、血液稀释、凝血因子缺乏或消耗，血小板质量或数量异常。 4. MA 增大：动静脉血栓或高凝状态。
血块稳定性	LY30/EPL：MA 值确定后30 min 血凝块消融的百分比（正常值：0 ~ 8%）； EPL 值：MA 值确定后 30 min 内血凝块将要溶解的百分比（%），参考范围：0 ~ 15%	LY30 > 7.5% 或 EPL > 15% 提示纤溶亢进 LY30 ≥ 7.5%，CI < 1.0 提示原发性纤溶亢进 LY30 ≥ 7.5%，CI > 3.0 提示继发性纤溶亢进
凝血总体	CI：凝血指数，是对整个凝血过程进行评价的综合指标（正常值：1 ~ 3），主要反映纤溶功能	

5.1.2 如何解读 TEG？

CI → EPL 或 LY30 → R 值 → MA 值 → Angle（α 角），请见流程9、流程10。

流程9：EPL > 15% 或者 LY30 > 7.5% 的解读

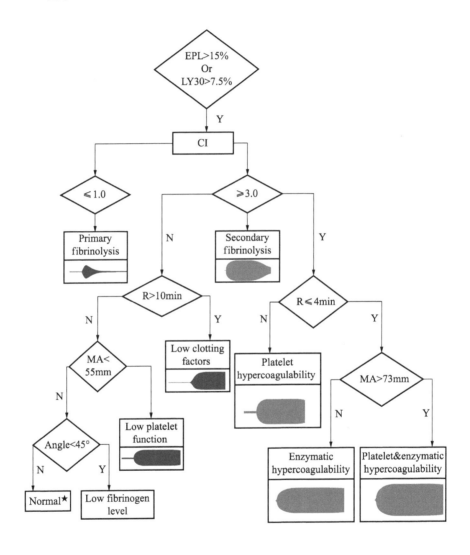

流程 10：出血原因解读

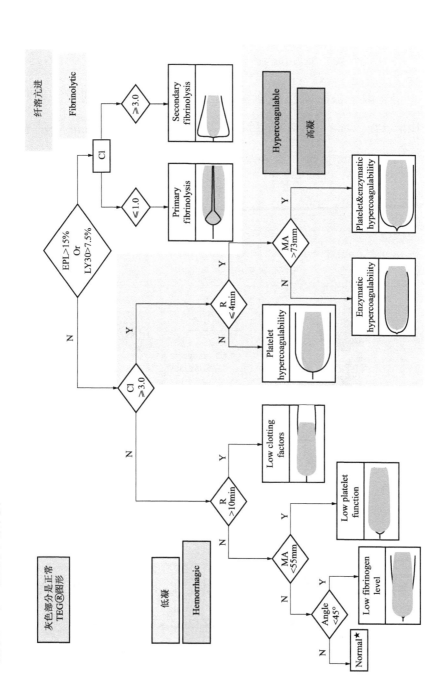

中国医学临床百家

5.2　Xa 因子的监测/DOAC 浓度监测

5.2.1　Xa 检测原理

Xa 因子被肝素抗凝血酶复合物中和或直接被利伐沙班和阿哌沙班中和，残余因子 Xa 与显色底物结合，在 405 nm 处动态监测释放的对硝基苯胺，与样品中的肝素，利伐沙班或阿哌沙班水平成反比。

Anti-Xa检测原理

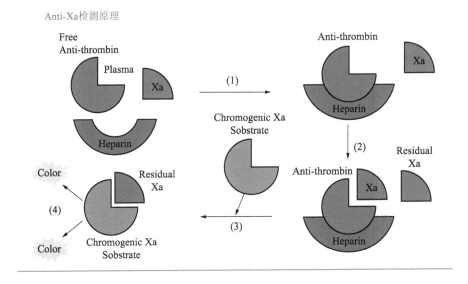

5.2.2　检测结果

用 HemosIL 肝素校准品校准时，以 IU/mL 报告肝素结果。当用利伐沙班校准品校准时，以 ng/mL 报告利伐沙班结果。用阿哌沙班校准品校准时，阿哌沙班结果以 ng/mL 表示。

5.2.3　线性范围

肝素：0.04~2 IU/mL；利伐沙班：20~1 000 ng/mL；阿哌沙班：15~1 000 ng/mL（以上我们可以看出，虽然肝素和沙班类药物都是由 Anti-Xa 检测，但结果还是有差别的，监测肝素时，检测结果是肝素的水平；监测沙班类药物时，检测结果是血浆中的沙班类药物浓度）。

5.2.4　采血管

1∶9 枸橼酸钠抗凝（蓝头管，同凝血功能检测），采集标本后尽快送检；若保存：全血样本在采集后 2 h 内分离出乏血小板血浆后冻存。3 000 g 离心 10 分钟分离血浆，−20 ℃冻存（可保存 30 天），−80 ℃冻存（3~6 个月）。

5.2.5　峰值谷值的采血时间

普通肝素、低分子肝素：给药后 4~6 小时测峰值，如需测谷值，则下次给药前；NOAC：峰值：用药后 2~3 小时，谷值：下次用药前或用药后 24 小时（由于 LMWH 和 NOAC 的代谢受肾功能影响，具体的采血时间可结合患者具体的情况决定）。

5.2.6　抗 Xa 水平的目标范围

5.2.6.1　普通肝素治疗 VTE：峰值为 0.3~0.7 Units/mL，可根据监测结果调整药量至推荐目标范围。LMWH 无需对每个使用低分子肝素的患者都监测，但是推荐监测如下患者：肾功能不全、肥胖、妊娠、新生儿和儿童者（成人：依诺肝素/那屈肝素治疗 VTE：0.6～1.0 Units/mL（bid），依诺肝素 > 1.0 IU/mL（QD），那屈肝素 1.3 IU/mL（QD）（参考 ACCP 9）；预防用药：指南中没有明确预防范围，文献中的如下，供您参考：0.1～0.4 IU/mL 或者 0.2～0.5 IU/mL；新生儿和儿童：皮下注射 LMWH 4～6 h，Anti-Xa：0.5～1.0 IU/mL 或皮下注射 LMWH 2～6 h，Anti-Xa 0.5～0.8 IU/mL（参考 ACCP 9）；肾功能异常：ACCP 第九版指出 LMWH 进行治疗深静脉血栓或急性综合征的患者，若肌酐清除率 < 30 mL/min，建议 LMWH 减量治疗或进行抗Xa 监测。

5.2.6.2　利伐沙班（拜瑞妥说明书）：疑似过量、急诊手术、发生严重出血事件、需要溶栓或者依从性差的服用利伐沙班患者，推荐监测可使用 anti-Xa 评估药物浓度，找到更适宜的用药量和术前停药时间，从而在保证抗凝效果的同时降低用药后手术出血或其他出血风险。10 mg qd 治疗 VTE，给药后 2～4 h 和 24 h，浓度的平均值即峰值，谷值分别为 101（7～273）和 14（4～51）ng/mL。20 mg qd 治疗 VTE，给药后 2～4 h 和 24 h，浓度的平均值即峰值，谷值分别为 215（22～535）和 32（6～239）ng/mL。半衰期：年轻人为 5～9 小时，老年人体内为 11～13 小时。文献中血浆中利伐沙班的药物浓度供参考（表 6 - 7）。

表 6 - 7　利伐沙班血浆浓度与剂量关系

患者及使用剂量	利伐沙班剂量	AUC_{24}（μg·h/L）[a]	C trough（μg/L）[a]	Cmax（μg/L）[b]
膝髋关节置换术后 VTE 预防性治疗	10 mg, Qd	1.170(772～2 118)[c]	9(1～38)[c]	125(91～196)[c]
DVT 治疗	20 mg, Qd	2 814(1702～4773)[d]	26(6～87)[d]	270(189～419)[d]
房颤患者卒中预防（SCr）（CLCR≥50 mL/min）	20 mg, Qd	3 164(1860-5 434)[e]	44(12～137)[e]	249(184～343)[e]
房颤患者卒中预防（SCr）（CLCR＜50 mL/min）	15 mg, Qd	3 249(1929-5 311)[e]	57(18～136)[e]	229(178～313)[e]
ACS 患者二级预防	2.5 mg bid	376(213～641)[f]	17(6～37)[f]	46(28～70)[f]

[a]：取样时间为用药 20～28 小时；[b]：取样时间为用药 2～4 小时；[c]：接受全髋关节置换术患者Ⅱ期研究的中位估计值（5%～95% CI）；[d]：在 DVT 治疗Ⅱ期研究中稳态平均值（5%～95% CI）；[e]：房颤患者卒中预防稳态浓度（5%～95% CI）；[f]：ACS 患者Ⅱ期（ATLAS ACS TIMI 46）研究预防性治疗（5%～95% CI）；ACS，急性冠脉综合征；AUC 24 为 24 小时内血浆浓度曲线；AF，房颤；bid twice daily，一日两次；Cmax 血浆最高浓度；CLCR 肌酐清除率；Ctrough，血浆最低浓度；DVT，深静脉血栓形成；Qd，日一次；VTE，静脉血栓栓塞症

5.2.6.3 依诺肝素在急性冠状动脉综合征抗凝治疗的中国专家共识中提出：抗 Xa 活性在 0.5～1.5 U/mL 是 LMWH 作为辅助抗凝治疗的有效范围，缺血/血栓及出血事件的发生率较低。另有文献指出：不稳定型心绞痛患者应用依诺肝素剂量范围：抗 Xa 峰值测定 >1.0 IU/mL 将会增加出血风险。抗 Xa 峰值测定 <0.5 IU/mL 与峰值在 0.5～1.2 IU/mL 患者相比有 3 倍再次心肌梗死和死亡的风险。

参考文献

1. GREGSON, J, KAPTOGE S, BOLTON T, et al. Cardiovascular Risk Factors Associated With Venous Thromboembolism. JAMA Cardiol, 2019, 4(2): 43 - 53.

2. SHAKIBAEI N, HASSANNEJAD R, MOHAMMADIFARD N, et al. Pathways leading to prevention of fatal and non-fatal cardiovascular disease: An interaction model on 15 years populationbased cohort study. Lipids in Health and Disease, 2020, 19: 203.

3. AL-OGAILI A, AYOUB A, QUINTERO LD. et al. Rate and Impact of Venous Thromboembolism in Patients With ST-segment Elevation Myocardial Infarction: Analysis of the Nationwide Inpatient Sample Database 2003—2013. Vasc Med, 2019, 24 (4): 341 - 348.

4. VANDVIK PO, LINCOFF AM, GORE JM, et al. Primary and secondary prevention of cardiovascular disease: antithrombotic therapy and prevention of thrombosis, 9th ed: American College of Chest Physicians Evidence-Based Clinical Practice Guidelines. Chest, 2012, 141(2 Suppl): e637S-e668S.

5. WARKENTIN TE. Aspirin for dual prevention of venous and arterial thrombosis. N Engl J Med, 2012, 367: 2039 - 2041.

6. PRANDONI P, BILORA F, MARCHIORI A, et al. An association between atherosclerosis and venous thrombosis. N Engl J Med, 2003, 348: 1435 - 1441.

7. MILAN M, VEDOVETTO V, BILORA F, et al. Further evidence in support of the association between venous thrombosis and atherosclerosis: a casecontrol study. Thromb Res, 2015, 134: 1028 – 1031.

8. WILHELMSEN L, SVARDSUDD K, KORSAN-BENGTSEN K, et al. Fibrinogen as a risk factor for stroke and myocardial infarction. N Engl J Med, 1984, 311: 501 – 505.

9. KOENIG W, ROTHENBACHER D, HOFFMEISTER A, et al. Plasma fibrin D-dimer levels and risk of stable coronary artery disease: results of a large case-control study. ArteriosclerThrombVasc Biol, 2001, 21: 1701 – 1705.

16. GRESELE P, MOMI S, MIGLIACCI R. Endothelium, venous thromboembolism and ischaemic cardiovascular events. ThrombHaemost, 2010, 103: 56 – 61.

17. MAHMOODI BK, GANSEVOORT RT, VEEGER NJGM, et al. Microalbuminuria and risk of venous thromboembolism. JAMA, 2009, 301: 1790 – 1797.

18. SCHULMAN S, LINDMARKER P, HOLMSTROM M, et al. Post-thrombotic syndrome, recurrence, and death 10 years after the first episode of venous thromboembolism treated with warfarin for 6 weeks or 6 months. J ThrombHaemost, 2006, 4: 734 – 742.

19. BOVA C, MARCHIORI A, NOTO A, et al. Incidence of arterial cardiovascular events in patients with idiopathic venous thromboembolism. A retrospective cohort study. Thromb Haemost, 2006, 96(2): 132 – 6.

20. YOUNG L, OCKELFORD P, MILNE D, et al. Post treatment residual thrombus increases the risk of recurrent deep vein thrombosis and mortality. J ThrombHaemost, 2006, 4: 1919 – 1924.

21. SØRENSEN HT, HORVATH-PUHO E, PEDERSEN L, et al. Venous thromboembolism and subsequent hospitalization due to acute arterial cardiovascular events—a 22 year cohort study. Lancet, 2007, 370: 1773 – 1779.

22. SPENCER FA, GINSBERG JS, CHONG A, et al. The relationship between unprovoked venous thromboembolism, age, and acute myocardial infarction. J ThrombHaemost, 2008, 6: 1507 – 1513.

23. KLOK FA, MOS IC, BROEK L, et al. Risk of arterial cardiovascular events in patients after pulmonary embolism. Blood, 2009, 114: 1484 – 1488.

24. BARSOUM MK, COHOON KP, ROGER VL, et al. Are myocardial infarction and venous thromboembolism associated? Population-based case-control and cohort studies. Thromb Res, 2014, 134: 593 – 598.

25. MADRIDANO O, DEL TORO Y, LORENZO A, et al. Subsequent arterial ischemic events in patients receiving anticoagulant therapy for venous thromboembolism. J Vasc Surg [epub ahead of print], 2015, 3: 135 – 141.

26. PASHA SM, TAN M, VAN REES VELLINGA TF, et al. Risk of atherothrombotic events in patients after proximal deep-vein thrombosis. Blood Coagul Fibrinolysis, 2014, 27(1): 13 – 18.

27. PRANDONI P, LENSING AWA, PRINS MH, et al. The impact of residual thrombosis on the long-term outcome of patients with deep venous thrombosis treated with conventional anticoagulation. Sem ThrombHaemost, 2015, 41: 133 – 140.

28. PRANDONI P. Is there a link between venous and arterial thrombosis? A reappraisal. Intern Emerg Med, 2020, 15(1): 33 – 36.

29. STEWART LK, KLINE JA. Metabolic syndrome increases risk of venous thromboembolism recurrence after acute deep vein thrombosis. Blood Adv, 2020, 4(1): 127 – 135.

30. BORCH KH, BRAEKKANSK, MATHIESENEB, et al. Abdominal obesity is essential for the risk of venousthromboembolism in the metabolic syndrome: the Tromsøstudy. J ThrombHaemost, 2009, 7(5): 739 – 745.

31. LIND C, ENGA KF, MATHIESEN EB, et al. Family history of myocardialinfarction and cause-specific risk of myocardialinfarction and venous thromboembolism—the Tromsø Study. Circ Cardiovasc Genet, 2014, 7: 684 – 691.

32. SØRENSEN HT, HORVATH-PUHO E, PEDERSEN L, et al. Venous thromboembolism and subsequent hospitalization due to acute arterial cardiovascular events—a 20 year cohort study. Lancet, 2007, 370: 1773 – 1779.

33. WRITING COMMITTEE, KUMBHANI DJ, CANNON CP, et al. 2020 ACC Expert Consensus Decision Pathway for Anticoagulant andAntiplatelet Therapy in Patients with Atrial Fibrillation or VenousThromboembolism Undergoing Percutaneous Coronary

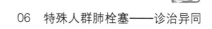

Intervention orwith Atherosclerotic Cardiovascular Disease. J Am Coll Cardiol, 2020, 26
(20): 36615-8.

34. MUECK W, STAMPFUSS J, KUBITZA D, et al. Clinical Pharmacokinetic and
Pharmacodynamic Profileof Rivaroxaban. Clin Pharmacokinet, 2014, 53(1): 1 – 16.

35. LIN A, SARA R VAZQUEZ SR, AUBREY E JONES AE, et al. Description of
anti-Xa monitoring practices during low molecular weight heparin use. J Thromb
Thrombolysis, 2019, 48(4): 623 – 628.

36. TSIMIKAS S. A test in context: lipoprotein (a): diagnosis, prognosis,
controversies, and emerging therapies. J Am Coll Cardiol, 2017, 69(6): 692 – 711.

37. SPENCE JD, KOSCHINSKY M. Mechanisms of lipoprotein (a) pathogenicity:
prothrombotic, proatherosclerotic, or both? Arterioscler Thromb Vasc Biol, 2012, 32(7):
1550 – 1551.

38. VAN DER VALK FM, BEKKERING S, KROON J, et al. Oxidized
Phospholipids on Lipoprotein (a) elicit arterial wall inflammation and an inflammatory
monocyte response in humans. Circulation, 2016, 134(8): 611 – 624.

五、创伤与 PTE

创伤成为导致人类致死、致残的重要原因之一，位居前 10
名。创伤导致的高病死率远不仅仅是创伤导致的出血，严重创伤
患者面临着的创伤后出血及创伤后的血栓事件的双重威胁。严重
创伤患者一旦出现休克、低灌注、血管损伤等严重创伤时，急性
创伤性凝血病（trauma induced coagulopathy，TIC）随即发生不可
避免。不断深入的研究证实 TIC 的发生机制包括 PC 活化、内皮多
糖萼破坏，纤维蛋白原消耗和血小板功能障碍。低体温和酸血
症会加重内源性凝血功能障碍，并常伴随外伤发生，最终导致血

凝块强度降低，自肝素化和高纤维蛋白溶解。损害控制复苏（Damage controlled resuscitation，DCR）包含四大部分即损害控制手术、允许性低血压、有限的晶体液给药、止血复苏和高纤溶状态的纠正。严重创伤患者在急性期接受的复苏和抗纤溶治疗之后，会面临着另外一种考验——血栓事件，笔者曾经总结过创伤与PTE相关文章（2022年发表在 Chinese Journal of tramautology），此处重点介绍损伤相关的血栓事件重点部分。

基于 TIC 具有潜在可预防、可控制的疾病，更重要的是 VTE为严重创伤患者致命性的并发症，且发生率较非创伤患者明显升高，并与创伤种类密切相关。本章节重点梳理了创伤后 VTE 的发病机制，危险因素，诊断及预防等，方便临床医师使用。

1. 创伤后 VTE 流行病学特征

1.1　创伤后 VTE 的发生率

血栓并发症是继发于多发创伤后凝血障碍、创伤类型和制动等多重因素的结果。研究显示创伤后 VTE 的发生率可高达非创伤患者的 13 倍，基于样本量，创伤种类，诊断方法及是否应用 VTE预防方案等因素影响，不同研究设计显示的创伤后 VTE 发生率存在很大差异，波动于 0.27% 到 65% 不等。损伤严重程度评分（Injury severity score，ISS）≥45 的患者 60% 在发病一小时内发生高凝状态。该部分患者死亡率是没有凝血异常者的 4 倍（46% *vs.* 10.9%）。Niles 等报道一家战地医院收治的 347 例接受输血的伤员，到达急诊时凝血异常的发生率为 38%，其死亡率较凝血正常者明显增高（24% *vs.* 4%）。创伤后即便在 2 天内接受了预防性抗凝治疗，VTE 的发生率依然很高。到目前为止普遍认为创伤患者 VTE 的危险因素为高龄、下肢骨折、大手术、出血并发症、胸部外伤、高损伤严重程度评分、需要机械通气或者住院时间较长等。

1.2 创伤后 VTE 特点

1.2.1 创伤后 VTE 的高危期

创伤早期即面临着高凝状态的，PTE 患者可以在创伤最初的几天甚至在 24 小时内得到诊断。最新研究显示创伤后 PTE 发生在入住 ICU 72 小时内比例占总 PTE 的 41.5%，且与 72 小时内后发生 PTE 患者的死亡率相比明显升高。普遍认为创伤后一周为 VTE 高危期，且有研究表明部分患者 VTE 发生于出院后。更需要警惕的是这种高凝状态可以持续很久甚至在 1 年内均需高度警惕 VTE 的发生。一项纳入 267 743 例包括骨盆骨折，椎体骨折，及脊髓损伤等创伤患者的回顾性研究表明 VTE 的发生风险在 3 个月内是最高的，在 12 ~ 15 个月后 VTE 的发生风险会降至正常水平。该研究同时发现不同创伤种类其随时间延长 VTE 风险降低的速度也不尽相同。骨盆骨折及椎体骨折患者的 VTE 风险比脊髓损伤（spinal cord injury，SCI）患者的 VTE 风险降低更加迅速。而 VTE 复发发生在停用抗凝药物 6 ~ 12 个月居多，且对于既往发生过 VTE，其复发风险会持续至少 10 年。患神经系统疾病、局部麻痹或者恶性肿瘤的患者复发风险要高于其他疾病。

需要强调的是无论损伤类型如何，TIC 在创伤 24 小时内基本消退，此后高凝状态变得越来越普遍。这也是指南中建议的需要积极评估患者凝血状态，尽早给予预防性抗凝治疗的重要依据。但是，对于颅内损伤患者往往倾向于延迟药物预防。

1.2.2 DVT 既可以发生在患侧下肢，也可以见于健侧下肢

DVT 不仅可以在受伤侧下肢发生，同样也可以发生健侧的下肢发生。一项关于 1454 例创伤患者 DVT 发生率的研究，显示 334 例在未受伤的下肢发生 DVT；53.60% 患者住院期间 DVT 无变化；5.39% 的患者从术前存在 DVT 到术后血栓有减少；34.73% 的患者从术前无血栓形成转变为术后出现外周、中央或混合 DVT。急性创伤患者因为各种原因导致的住院期间 VTE 高发生率，同样也可以发生在社区（创伤相关 VTE 发生率为 12%）。肥胖及高龄将成为创伤患者出院后 VTE 的独立危险因素。

1.3 创伤种类与 VTE

相对于创伤的严重程度对 VTE 的影响而言，创伤的种类对 VTE 的影响更大。重大的骨科创伤的 VTE 发生率最高，研究显示：盆骨骨折、颅脑创伤（traumatic brain injury，TBI），脊髓损伤，及下肢骨折的 VTE 发生率分别为 32.7%、25%，11% 及 9.2%。TBI 患者如果出现颅内出血，或出现多发性损伤会使 VTE 的发生风险进一步增加。一项 meta 分析表明 SCIs 患者中 VTE 的发病率是最高的，而且不同种类的脊髓损伤患者 VTE 的发生风险几乎无差别。但研究发现不同层面的脊髓损伤对 VTE 的发生风险

有明显的影响。多发性骨折比单发性骨折患者患 VTE 的风险高，骨盆骨折要比单纯胫骨或股骨骨折的患者患 PTE 的风险高。也有研究显示，钝器伤与锐器伤的危险因素有所不同。输血情况，神经系统症状及骨盆骨折是钝器伤患者发生 VTE 的重要影响因素，而对锐气伤患者而言，腹部严重损伤、血管损伤患者及年轻钝器损伤的患者 VTE 的风险更高。PTE 成为钝性外伤在年轻人群中与高发病率和死亡率相关的重要原因。尽管这些数据基于不同的人群，不同的研究方法，不同的预防措施，但结论很明确，创伤的种类而不仅仅是创伤的严重程度也会明显增加 VTE 的发生率。

2. 急性创伤性凝血病

严重创伤患者早期进行液体复苏后因凝血因子稀释而导致的凝血功能紊乱极易发生弥漫性血管内凝血（Disseminated intravascular coagulation，DIC）。然而近年来专家指出有许多其他因素参与其中，并不仅仅是 DIC，这种创伤后凝血功能紊乱的现象被称为急性创伤性凝血病（Acute Trauamtic coagulopathy，ATC）。ATC 出现在创伤早期，是一种纤溶亢进状态，分为三期。第一期即在创伤后立即激活多种止血途径，伴有与组织损伤和（或）组织低灌注相关的纤溶亢进。第二期涉及复苏治疗的相关因素。第三期为急性期反应相关的血栓形成前状态。在创伤后的早期阶段，TF 暴露且启动凝血反应，凝血因子及抗凝因子因不同程度的消耗而减少，凝血酶水平升高而血小板功能减退，进而导致 ATC。其中消耗最多的是纤维蛋白原和 V 因子。与组织损伤相关的蛋白 C （protein C，PC）消耗，血栓调节蛋白水平的升高及 V 因子水平降低均说明 PC 途径在 ATC 中起重要作用。创伤初期组织低灌注可能会使凝血酶的功能从促使纤维蛋白形成转变为激活 PC 系统并产生系统性抗凝反应。而缺氧，酸中毒，低温等因素则影响血小板及凝血酶的功能，进而加重纤溶亢进状态。组织损伤本身又会激活免疫系统，通过蛋白质降解及氧化应激反应进一步激活凝血途径而加重组织损伤。不规范的复苏方式及创伤出血均可导致凝血因子稀释而加重 ATC。总而言之，ATC 以纤溶亢进为主要表现，且在重大创伤患者初期中尤为突出。

3. 创伤后 VTE 发病机制

VTE 的发生与 Virchow 三要素密切相关，且血液瘀滞，血管内皮损伤及血液高凝状态三要素在创伤发生后迅速出现。创伤患者如颅脑创伤，脊髓损伤，骨盆骨折或长骨骨折伤后均需制动，从而导致静脉血液瘀滞，加之创伤患者利用小腿肌肉泵的能力明显减弱，进一步减慢下肢静脉回流速度。以上均可促进静脉血栓形成，栓子脱落甚至发生 PTE。研究发现约 86% 的创伤患者即使进行抗凝治疗也存在血液高凝状态，甚至持续一周之久，其他几项研究也得出相似结论。外源性凝血途径由 TF 启动，创伤患者组织损伤后释放 TF，与活化的 VII 因子（FVII）结合，进一步激活 X 因子（FXa），促进凝血酶原活化为凝血酶，可将纤维蛋白原转化为纤维蛋白并激活血小板促进血栓形成。一般情况下 TF 表达于心肌细胞，支气管及肺泡上皮细胞，脑星形胶质细胞等，且与血液循环分离。然而，一旦这些器官发生创伤，TF 就会被释放入血。另外，创伤患者发生血管内皮损伤后发生炎症及缺氧反应可促使中性粒细胞及巨噬细胞表达 TF 并释放入血。TF 水平升高可促进血栓形成，但会在短时间内清除，有研究表明 TF 水平会在创伤后 4 天内下降。除 TF 参与凝血外，现有研究发现进行性 TIC 常表现为微颗粒和凝血酶生成增加有关。微粒体（microparticles，MPs）存在于中性粒细胞，内皮细胞，血小板等，当血小板激活或发生内皮损伤时 MPs 水平升高。MPs 能够与 TF 结合并维持血液高凝状态。研究表明 TF 途径抑制物（Tissue Factor Pathway Inhibitor，TFPI）直到创伤后 5 天才开始升高，说明 TFPI 早期被 TF 消耗且合成滞后，故而创伤患者存在高凝状态。凝血酶在创伤患者高凝状态中也起到至关重要的作用。凝血酶的水平在创伤发生后 24 小时内即开始升高，在 5 天内保持上升状态，在 14 天才开始下降。抗凝血酶Ⅲ（antithrombin Ⅲ，AT Ⅲ）与内皮细胞表面的肝素硫酸盐结合成为抑制凝血酶生成的主要因子。创伤患者的 AT Ⅲ降解速度增加，兼凝血酶水平升高消耗大量的 AT Ⅲ，均可导致血液高凝状态。血栓调节素（thrombomodulin，TM）可以降低凝血酶的活性。研究表明内皮损伤可以抑制 TM 的表达，然而也有研究得出相反结论。所以，创伤对 TM 的表达水平的影响仍存在争议。血管性血友病因子（Von Willebrand factor，vWF）是血管内皮细胞释放的多聚体，可以介导血小板粘附、聚积及血栓生长。其他机制如 Xa-TFPI 通过灭活 VIIa-TF 来调节凝血途径，二者呈负相关，可以归结为创伤后的炎症反应所致。以上多种机制均可导致创伤患者血液呈高凝状态。

内皮细胞可以视为器官，内皮细胞糖萼附着在血管内壁，使组织与循环系统分隔开来，一旦内皮损伤，血管收缩，内皮细胞的氧气及营养物质的供给会受到影响。内皮细胞损伤后通过释放TF，vWF 等因子使血小板聚集，激活凝血系统产生凝血酶，使血液呈高凝状态，从而促进血栓形成。

4. 创伤后 VTE 危险因素

有多种危险因素会影响创伤患者 VTE 的发生。首先年龄和吸烟会使 VTE 的发生风险增加，一项 meta 分析显示 60 岁以上的老年人发生 VTE 的风险几乎翻倍。并有研究将 40 岁以上作为发生VTE 的高危年龄。近期吸烟史、心力衰竭、高血压病史、手术时间及卧床时间、癌症、糖尿病、静脉曲张、肥胖或输血 5 U 以上都会导致 VTE 的发生。存在 VTE 病史的患者，发生创伤后 VTE的风险会增加 5 倍以上。一项为期 5 年的创伤相关的 VTE 发生率研究发现，662 人诊断 DVT，258 人诊断急性 PTE。其中 84 人被诊断为创伤相关的 VTE：56 人 DVT（8.5%）、28（10.9%）PTE。同时研究发现，VTE 患者明显存在以下特征：58.3% 下肢骨折、36.1% 有新近的外伤史、26.5% 存在复发 DVT、17.9% 存在骨盆骨折。与 DVT 相比，PTE 患者更倾向于新近外科手术史（51.9% *vs.*28.6%；$P = 0.03$）、床上制动（25.0% *vs.* 8.9%；$P = 0.04$），和既往患有 PTE（7.4% *vs.* 0.0%；$P = 0.03$）的患者。VTE 患者中常见的合并症有肥胖（52.9%），高血压（25.0%），糖尿病（17.9%），高脂血症（17.9%）。但是心力衰竭患者中 PTE 明显高于 DVT 发生率（7.1% *vs.* 0.0%；$P = 0.04$）。中心静脉置管未见明显 VTE 发生。导致凝血紊乱因素中高同型半胱氨酸血症（7.1%），PS 缺乏（8.3%），PS 缺乏（6.0%）及抗凝血酶 Ⅲ（4.8%）。与 DVT 相比，创伤患者 PTE 患者更倾向于 PS 缺乏（14.3% *vs.* 1.8%，$P = 0.02$）、血色素降低（11.4 ± 2.3 *vs.* 12.7 ± 2.2，$P = 0.01$）和红细胞压积降低（34.1 ± 8.3 *vs.* 38.3 ± 6.5，$P = 0.01$）及血小板升高（363 ± 266 *vs.* 268 ± 97.4，$P = 0.02$）。研究显示，首次创伤后发生 VTE 患者中 Factor V Leiden(FVL)和凝血酶原 G20210A 发生率分别为 1.4% 和 5.7%，这也是现有指南不建议在创伤患者首次出现血栓事件时常规进行易栓症检测的重要原因。

5. 创伤后 VTE 诊断

5.1 临床症状、体征及可能性评估系统

大多数创伤后 VTE 的临床特点极不典型，仅靠临床表现很难准确诊断 VTE，客观的检验及影像学检查手段是非常必要的。尽管 Wells 评分在非高危 PTE 患者的鉴别诊断中非常重要，但是在创伤患者的预测价值有限。创伤患者的 VTE 评分系统（Trauma Embolic Scoring System，TESS）对 VTE 预测价值同样有限且漏诊率高，所以，目前尚缺乏理想的创伤患者 VTE 的评分系统。

5.2　实验室检查

5.2.1　PT/INR 比值

创伤患者急性期的凝血检查尽管代表不同意义，如 PT 延长可能提示创伤性凝血病的存在，但是研究显示 PT/INR >1.2 不仅与创伤出血性休克相关的死亡有关，还与全因死亡率和 VTE 明确相关。

5.2.2　D-dimer

D-dimer 具有除外 VTE 的重要价值并与创伤后发生 VTE 关系密切相关。基于创伤本身存在损伤、出血等影响到 D-Dimer 水平的检测，最佳检测时机还需要进一步探讨尚缺乏检测 D-Dimer 的最佳时间点，有研究显示，脊髓损伤发生 2 周后是检测 D-Dimer 的最佳时间，界值为 16 μg/dL（敏感性 77.3%，特异性 69.2%）。也有研究认为，应该在创伤后 2 天或 1 周内检测 D-Dimer 的价值最高。

5.2.3　可溶性纤维蛋白单体复合物

可溶性纤维蛋白单体复合物（soluble fibrin monomer complex，SFMC）可以反映血栓形成的早期变化，SFMC 在发生创伤后 1 天内即可升高，并在形成血栓前即已经升高，一旦血栓形成，SFMC 的水平就会下降。所以，结合 SFMC 和 D-Dimer 将会提高诊断 VTE 的敏感性。

5.2.4　血小板监测

血小板因作为反映的出血、凝血、炎症反应非常敏感且可逆性强的指标而被重视。动态监测血小板对了解患者的整体变化、帮助临床医师决策治疗方案具有重要的指导作用。逐渐诞生了新的抗栓治疗理念和策略，也是对血小板在出血—凝血—血栓中的作用深刻的认识。

5.2.5 血栓弹力图（thromboela-stogram，TEG）

作为唯一能够整体反映血凝块形成过程中凝血和纤溶系统变化的检测手段，TEG 能够反映凝血因子、纤维蛋白、血小板功能及纤溶情况及其变化趋势。凝血状态越复杂、TEG 的优势越大，可以帮助临床医师判断创伤患者的凝血状态。TEG 主要指标及其具体意义已经在前面章节中介绍，此处不再赘述。

严重创伤患者 24 小时内多为原发纤溶功能亢进，但随着病情变化可能会有变化，需要结合 MA 解读 LY30/EPL 者反应纤溶功能的指标。尽管 LY30 和/或 EPL 升高均提示纤溶亢进，但当 LY30≥7.5%，且 CI < 1.0 提示为原发性纤溶亢进，LY30≥7.5%，且 CI > 3.0 提示为继发性纤溶亢进。严重创伤患者 24 小时内存在原发纤溶功能亢进时，通常会以 LY30 > 3% 作为创伤出血患者使用氨甲环酸的重要依据。

5.3 影像学检查

5.3.1 静脉造影

诊断 DVT 的金标准，然而因价格昂贵，禁忌证较多，且为有创检查临床上应用并不多。

5.3.2 下肢静脉超声

属于无创、可重复、床旁可以实现的检查，因而成为创伤患者 DVT 应用最广泛的检测手段。同时可以鉴别下肢血栓的性质

（新鲜血栓、陈旧血栓等）。然而，值得注意的是，超声诊断对股静脉及腘静脉等部位的栓塞较为敏感，而对近端的髂动脉及远端的肌间静脉的敏感性较差。

5.3.3　CTPA 和 V/Q scan

随着影像技术的不断发展，CTPA 或 V/Q scan 广泛适用于临床，并成为可以替代肺动脉造影检查的主要确诊手段。低剂量的 CTPA 也可以安全地应用于孕期创伤的患者。前面章节中谈到了 CTPA 对肺动脉主干部位栓塞的敏感性较高，但对较小的、孤立的亚段栓塞敏感性很差。V/Q scan 对亚段以下的栓塞效果更好，所以 V/Q scan 是对 CTPA 亚段水平以下无法显示的充盈缺损的重要补充。

6. 创伤后 VTE 预防

创伤患者血栓事件的预防非常重要。一项 meta 分析显示早期预防可以有效降低创伤患者的 VTE 发生风险。创伤患者的预防方法包括机械预防和药物预防两种。

6.1　机械预防

包括弹力袜和间歇气压疗法等，弹力袜及间歇气压疗法等可以单独应用，也可与药物预防联合应用。（同其他原因的预防，此处略）

6.2　药物预防

6.2.1　药物预防的时机　对于中高风险的创伤患者应给予药物预防。骨盆骨折的患者抗凝治疗应与手术同步。TBI 患者由于脑组织中含丰富的 TF 等因素，导致 VTE 的发生风险大幅增加，故在除外脑出血事件后应在 24～48 小时内开始抗凝治疗，对于没有禁忌证的患者药物预防首选。

与低剂量普通肝素（Low dose unfractionated heparin，LDUH）相比，低分子肝素（low molecular weight heparin，LMWH）是更特异的 Xa 抑制剂。在创伤后 36 小时内应用 LDUH（5 000 U Q12h）或 LMWH（30 mg Q12h）都可以安全有效预防 VTE 的发生，LMWH 的效果更佳。近期有研究指出应用 LDUH Q8h 与标准剂量的依诺肝素作用相同，所以考虑到 LDUH 的价格优势，其应用价值更高。

6.2.2　口服维生素 K 拮抗剂抗凝（华法林）同其他 VTE 患者治疗（此处略）。

6.2.3　磺达肝葵钠　作为 Xa 因子抑制剂，有研究显示磺达肝葵钠对创伤患者预防 VTE 的效果不劣于甚至优于 LMWH，出血风险不增加。但是提醒注意的是，磺达肝葵钠的半衰期长且同样依靠肾脏代谢清除，一旦出现剂量累积则会增加出血风险。

6.2.4　DOAC 包括达比加群，利伐沙班、艾多沙班或阿哌沙班等，与依诺肝素预防创伤后 VTE 的效果及出血风险类似。

6.3　抗凝治疗疗程

创伤患者理想的预防性抗凝治疗没有明确的界定。一般 10 天～2 周。但是对于脊髓损伤患者预防性抗凝治疗需要延长甚至应持续到康复期。一旦出现 VTE，抗凝治疗至少 3 个月。笔者建议尽可能发现患者是否具有其他危险因素，避免因存在的危险因素没有得到祛除而出现停药后 VTE 事件的复发。

6.4 安全药物抗凝

严重创伤患者本身存在出血，加之存在高血栓风险，如何安全抗凝治疗也是非常关键的问题。使用 DOAC 药物可以通过检测 Ⅱ 因子或者 X 因子活性来调整药物剂量，但是该技术并没有广泛开展。而对于创伤患者全面评估凝血整个过程中变化，血栓弹力图成为非常重要的监测手段，能够全面了解患者的凝血状态。正是因为此，血栓弹力图广泛应用于创伤患者的凝血机制的判断及凝血紊乱原因的判断。

总之，创伤患者发生 VTE 的风险与创伤种类密切相关，未显示与创伤严重程度明确有关；创伤患者应及早予以预防，脊髓损伤甚至与手术同步；严重创伤患者 24 小时内存在原发纤溶亢进需要使用抗纤溶治疗，VTE 高风险的创伤患者需要动态评估、及时地监测及必要的治疗方式的切换。

参考文献

1. CDC. 10 Leading Causes of Death By Age Group, United States—2014. 2014. Available from http://www.cdc.gov/injury/wisqars/leadingcauses.htmL（accessed 23 May 2016

2. WHO. World Heath Statistics 2016, Monitoring Health for the SDGs. 2016. Available from http://www.who.int/gho/publications/world_health_statistics/en/（accessed 23 May）

3. MENAKER J, STEIN DM, SCALEA TM. Incidence of early pulmonary embolism after injury. J Trauma, 2007, 63(3): 620-624.

4. HAAGSMA JA, GRAETZ N, BOLLIGER I, et al. The global burden of injury: incidence, mortality, disability-adjusted life years and time trends from the Global Burden of Disease study 2013. Inj Prev, 2016, 22: 3-18.

5. ZHOU MG, WANG HD, ZENG XY, et al. Mortality, morbidity, and risk factors in China and its provinces, 1990—2017: a systematic analysis for the Global Burden of Disease Study 2017. Lancet, 2019, 394: 1145-1158.

6. SCHOENEBERG C, SCHILLING M, HUSSMANN B, et al.: Preventable and potentially preventable deaths in severely injured patients: A retrospective analysis including patterns of errors. Eur J Trauma Emerg Surg, 2017, 43: 481-489.

7. SPAHN D, BOUILLON B, CERNY V, et al. The European Guideline on management of major bleeding and coagulopathy following trauma: 5th edition. Crit Care, 2019, 23: 98.

8. PETROS S. Trauma-Induced Coagulopathy. Hamostaseologie, 2019, 39: 20-27.

9. YUMOTO T, NAITO H, YAMAKAWA Y, et al. Venous thromboembolism in major trauma patients: A single-center retrospective cohort study of the epidemiology and utility of D-dimer for screening. Acute Med Surg, 2017, 4: 394-400.

10. KAZEMI DARABADI F, JAFARI ZARE MA, TORABI GOODARZI Z, et al. Prevalence and main determinants of early post-traumatic thromboembolism in patients requiring ICU admission. Eur J Trauma Emerg Surg, 2018, 44: 133-136.

11. LICHTE P, KOBBE P, ALMAHMOUD K, et al. Post-traumatic thromboembolic complications in polytrauma patients. Int Orthop, 2015, 39: 947-954.

12. WONG LH, AHMED MG, ZHANG M, et al. Elevated risk of venous thromboembolism among post-traumatic brain injury patients requiring pharmaceutical immobilization. J Clin Neurosci, 2020, 75: 66-70.

13. SHAZ BH, WINKLER AM, JAMES AB, et al. Pathophysiology of early trauma-induced coagulopathy: emerging evidence for hemodilution and coagulation factor depletion. J Trauma, 2011, 70: 1401-1407.

14. BAHLOUL M, DLELA M, BOUCHAAL K, et al. Early post-traumatic pulmonary embolism in intensive care unit: incidence, risks factors, and impact outcome. Am J Cardiovasc Dis, 2020, 10(3): 207 - 218.

15. PARK MS, PERKINS SE, SPEARS GM, et al. Risk factors for venous thromboembolism after acute trauma: A population-based case-cohort study. Thromb Res, 2016, 144: 40 - 45.

16. KNUDSON MM, IKOSSI DG, KHAW L, et al. Thromboembolism after trauma: an analysis of 1602 episodes from the American College of Surgeons National Trauma Data Bank. Ann Surg, 2004, 240(3): 490 - 496.

17. PAFFRATH T, WAFAISADE A, LEFERING R, et al. Venous thromboembolism after severe trauma: incidence, risk factors and outcome. Injury, 2010, 41(1): 97 - 101.

18. STANNARD JP, SINGHANIA AK, LOPEZ-BEN RR, et al. Deep-vein thrombosis in high-energy skeletal trauma despite thromboprophylaxis. J Bone Joint Surg Br, 2005, 87(7): 965 - 968.

19. GODZIK J, MCANDREW CM, MORSHED S, et al. Multiple lower-extremity and pelvic fractures increase pulmonary embolus risk. Orthopedics, 2014, 37(6): e517 - 524.

20. VALLE EJ, VAN HAREN RM, ALLEN CJ, et al. Does traumatic brain injury increase the risk for venous thromboembolism in polytrauma patients. J Trauma Acute Care Surg, 2014, 77(2): 243 - 250.

21. CHU CC, HAGA H. Venous thromboembolism associated with lower limb fractures after trauma: dilemma and management. J Orthop Sci, 2015, 20(2): 364 - 372.

22. GODAT LN, KOBAYASHI L, CHANG DC, et al. Can we ever stop worrying about venous thromboembolism after trauma. J Trauma Acute Care Surg, 2015, 78(3): 475 - 80.

23. SPINELLA PC, CARROLL CL, STAFF I, et al. Duration of red blood cell storage is associated with increased incidence of deep vein thrombosis and in hospital mortality in patients with traumatic injuries. Crit Care, 2009, 13(5): R151.

24. KARCUTSKIE CA, MEIZOSO JP, RAY JJ, et al. Association of Mechanism of

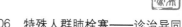

Injury With Risk for Venous Thromboembolism After Trauma. JAMA Surg, 2017, 152(1): 35 - 40.

25. PELTAN ID, VANDE VUSSE LK, MAIER RV, et al. An international normalized ratio-based definition of acute traumatic coagulopathy is associated with mortality, venous thromboembolism, and multiple organ failure after injury. Crit Care Med, 2015, 43(7): 1429 - 38.

26. CANNON KA, BADIEE J, BRILL JB, et al. Hereditary thrombophilia in trauma patients with venous thromboembolism: Is routine screening necessary? J Trauma Acute Care Surg, 2018, 84: 330 - 333.

27. GUTIéRREZ GUISADO J, TRUJILLO-SANTOS J, ARCELUS JI, et al. Prognosis of venous thromboembolism in orthopaedic surgery or trauma patients and use of thromboprophylaxis. Rev Clin Esp, 2018, 218: 399 - 407.

28. KHAN M, JEHAN F, O'KEEFFE T, et al. Optimal timing of initiation of thromboprophylaxis after nonoperative blunt spinal trauma: A propensity-matched analysis. J Am Coll Surg, 2018, 226: 760 - 768.

29. STRANDVIK G, EL-MENYAR A, ASIM M, et al. Clinical Characteristics, Management Practices, and In-hospital Outcomes among Trauma Patients with Venous Thromboembolism. J Emerg Trauma Shock, 2020, 13(2): 124 - 130.

30. SUMISLAWSKI JJ, KORNBLITH LZ, CONROY AS, et al. Dynamic coagulability after injury: Is delaying venous thromboembolism chemoprophylaxis worth the wait? J Trauma Acute Care Surg, 2018, 85(5): 907 - 914.

31. DOBSON GP, LETSON HL, SHARMA R, et al. Mechanisms of early trauma-induced coagulopathy: The clot thickens or not. J Trauma Acute Care Surg, 2015, 79(2): 301 - 309.

32. MOORE HB, MOORE EE, CHAPMAN MP, et al. Viscoelastic measurements of platelet function, not fibrinogen function, predicts sensitivity to tissue-type plasminogen activator in trauma patients. J Thromb Haemost, 2015, 13(10): 1878 - 1887.

33. KNUDSON MM, IKOSSI DG, KHAW L, et al. Thromboembolism after trauma: an analysis of 1602 episodes from the American College of Surgeons National Trauma Data

Bank. Ann Surg, 2004, 240(3): 490 – 498.

34. VAN HAREN RM, VALLE EJ, THORSON CM, et al. Hypercoagulability and other risk factors in trauma intensive care unit patients with venous thromboembolism. J Trauma Acute Care Surg, 2014, 76(2): 443 – 449.

35. SONG K, YAO Y, RONG Z, et al. The preoperative incidence of deep vein thrombosis (DVT) and its correlation with postoperative DVT in patients undergoing elective surgery for femoral neck fractures. Arch Orthop Trauma Surg, 2016, 136(10): 1459 – 1464.

36. QU SW, CONG YX, WANG PF, et al. Deep Vein Thrombosis in the Uninjured Lower Extremity: A Retrospective Study of 1454 Patients With Lower Extremity Fractures. Clinical and Applied Thrombosis/Hemostasis, 2021, 27: 1 – 7.

37. HEIT JA, O'FALLON WM, PETTERSON TM, et al. Relative impact of risk factors for deep vein thrombosis and pulmonary embolism: a population-based study. Arch Intern Med, 2002, 162: 1245 – 1248.

38. PALTA S, SAROA R, PALTA A. Overview of the coagulation system. Indian J Anaesth, 2014, 58(5): 515 – 523.

39. BRILL JB, BADIEE J, ZANDER AL, et al. The rate of deep vein thrombosis doubles in trauma patients with hypercoagulable thromboelastography. J Trauma Acute Care Surg, 2017, 83(3): 413 – 419.

40. KIM YJ, CHOI DH, LEE ES, et al. Utility of the simplified Wells and revised Geneva scores to exclude pulmonary embolism in femur fracture patients. Am J Emerg Med, 2017: 1 – 5.

41. VULLIAMY P, KORNBLITH LZ, KUTCHER ME, et al. Alterations in platelet behavior after major trauma: adaptive or maladaptive? Platelets, 2020, 27: 1 – 10.

42. PARK MS, MARTINI WZ, DUBICK MA, et al. Thromboelastography as a better indicator of hypercoagulable state after injury than prothrombin time or activated partial thromboplastin time. J Trauma, 2009, 67(2): 266 – 275.

43. Mou Y, Li M, Hou S, Assessment of preoperative hypercoagulability in patients with pancreatic ductal adenocarcinoma (PDAC) using rapid thromboelastography (r-TEG).

J Thromb Thrombolysis, 2019, 48(4): 648 – 652.

44. AN ZP, HUANG HB, WANG ZG. Correlation between Plasma D-Dimer Level and Severity and Prognosis in Patients Admitted at Emergency Department with Trauma. Clin Lab, 2020, 66(1).

45. STRANDVIK G, EL-MENYAR A, ASIM M, et al. Clinical Characteristics, Management Practices, and In-hospital Outcome. J Emerg Trauma Shock, 2020, 13(2): 124 – 130.

46. HAUT ER, SCHNEIDER EB, PATEL A, et al. Duplex ultrasound screening for deep vein thrombosis in asymptomatic trauma patients: a survey of individual trauma surgeon opinions and current trauma center practices. J Trauma, 2011, 70(1): 27 – 33.

47. BATES SM, JAESCHKE R, STEVENS SM, et al. Diagnosis of DVT: Antithrombotic Therapy and Prevention of Thrombosis, 9th ed: American College of Chest Physicians Evidence-Based Clinical Practice Guidelines. Chest, 2012, 141(2 Suppl): e351S – 418S.

48. BARRERA LM, PEREL P, KER K, et al. Thromboprophylaxis for trauma patients. Cochrane Database Syst Rev, 2013, 3: CD008303.

49. JOSEPH B, PANDIT V, HARRISON C, et al. Early thromboembolic prophylaxis in patients with blunt solid abdominal organ injuries undergoing nonoperative management: is it safe. Am J Surg, 2015, 209(1): 194 – 198.

50. CHANA-RODRíGUEZ F, MAÑANES RP, ROJO-MANAUTE J, et al. Methods and Guidelines for Venous Thromboembolism Prevention in Polytrauma Patients with Pelvic and Acetabular Fractures. Open Orthop J, 2015, 9: 313 – 320.

51. SAADEH Y, GOHIL K, BILL C, et al. Chemical venous thromboembolic prophylaxis is safe and effective for patients with traumatic brain injury when started 24 hours after the absence of hemorrhage progression on head CT. J Trauma Acute Care Surg, 2012, 73(2): 426 – 430.

52. Yu-Hong Mi, Ming-Ying Xu. Trauma-induced pulmonary thromboembolism: What's update? Chinese Journal of Traumatology. 2022. 25(3): 67 – 76.

六、自身免疫性疾病与 PTE

1. 流行病学资料

长期以来，自身免疫性疾病导致的高凝状态一直以来被认为与炎症有关。PTE 成为自身免疫性疾病导致高凝状态的非常严重的表现，尤其发生在自身免疫性疾病住院诊断的第一年。Zöller 和他的同事对全球性 1964 年至 2008 年期间自身免疫性疾病患者住院第一年的资料，在 33 种自身免疫性疾病中存在凝血功能紊乱，尤其是多发性肌炎、皮肌炎成为 PTE 的高危因素。多发性肌炎、皮肌炎的 PTE 标准化发生率（standardised incidence ratio，SIR）为 16.44（95% CI 11.57 ~ 22.69）、其次依次为结节性多动脉炎（SIR 13.26，95% CI 9.33 ~ 18.29）、自身免疫性血小板减少性紫癜（SIR 10.79，95% CI 7.98 ~ 14.28）、溃疡性结肠炎（SIR 10.26，95% CI 9.03 ~ 11.6）、系统性红斑狼疮（SIR 10.23，95% CI 8.31 ~ 12.45）、类风湿性关节炎（SIR 5.99，95% CI 5.59 ~ 6.41），充分提示了血栓与系统炎症之间的内在联系。

研究显示，系统性红斑狼疮（systemic lupus erythematosus，SLE）同样也是 VTE 的高危人群，SLE 出现 PTE 常见年龄为 35 ~ 44 岁，且发病率为 1.29%（男性）和 1.67%（女性）。需要注意的是，自身免疫性疾病导致的血管炎进一步导致肺动脉高压，进而出现原位血栓，与本次讨论的 PTE 不是一个概念，需要加以甄别。

自身免疫性疾病与 VTE 复发同样存在着密切联系。两项研究涉及白塞病患者 VTE 的复发率，5 年复发率介于 35～40% 之间的研究。然而，使用免疫抑制药物治疗的患者 5 年的复发率低于 10% 。一项抗中性粒细胞胞浆抗体（antineutrophil cytoplasmic antibodies，ANCA）相关性血管炎与 VTE 和 ACS 相关性随访 20 年的研究，结果显示与对照组相比，ANCA 相关的血管炎出现 CVD 事件的风险增加 3 倍、脑血管事件风险增加 8 倍，而 VTE 风险没有看到显著的差异。

2. 抗心磷脂抗体综合征（Antiphospholipid syndrome，APS）

笔者在此将 APS 作为一类比较特殊的综合征单独介绍。APS 作为与循环中抗心磷脂抗体（antiphospholipid antibodies，aPL）相关、以导致高凝状态为特征性变化的自身免疫性疾病备受关注。aPL 的存在导致了临床上各种各样的表现，如血小板减少症（占 APS 的 23.4%）、死胎、心内膜病变、复发 PTE 等。

作为一种全身性自身免疫性疾病，广泛的血管病变和产科表现均与 aPL 介导的血栓和炎症机制相关。最常见的临床特征包括 VTE、卒中、反复的流产或死胎。aPL 抗体可以是三种类型之一：狼疮抗凝物、抗心磷脂抗体或抗 β-2 糖蛋白 I 抗体。确诊 APS 必须具有一项临床表现和一项检验结果，可以具有其他自身免疫性疾病如 SLE，称为继发 APS 或者自身为主要的临床方式，即原发的 APS。危及生命的多脏器血栓即灾难性的 APS，很少见。在无症状的个体或 SLE 患者中 aPL 的存在并不确定 APS 的诊断，但可能与血栓形成或病理妊娠发病率的增加有关，这取决于 aPL 的特征和其他危险因素并存情况。一般来讲，aPL 类型可以是多个（双或三）与单个 aPL 类型，滴度可以是中—高滴度或低滴度，当重复测量中 aPL 持久性阳性被定义为具有"aPL 色彩"。aPL 是决定血栓和产科事件风险程度的重要因素，因此也是决定治疗强度的重要因素。

基于 APS 本身的特点，检验凝血功能时常常会出现体外低凝状态的假象，明明是体内高凝怎么会出现这种状态呢？这就是存在磷脂抗体的重要原因干扰了检测结果。此时，可以建议检验科医师使用 1∶1 的血浆中和，APS 不会因为输注血浆而被中和，APTT 不会有变化，因此可以抗凝治疗。另外 APS 经常会伴有不同程度的血小板减少，一旦出现血栓事件时，会因血小板减少担心出血而延误抗凝治疗。当诊断或者倾向 APS 时上面的凝血功能检测和血小板的减少均不是延迟抗凝治疗的理由。

2.1 aPL 阳性者的一级血栓预防

2.1.1 无症状的 aPL 高危携带者（无血管性或产科相关性分类标准），伴或不伴有传统的 CVD 危险因素者，建议低剂量的阿司匹林（low-dose aspirin，LDA）75~100 mg/d；

2.1.2 SLE 患者或者没有血栓或产科并发症病史者，当具有 aPL 高危因素时建议选用低剂量的阿司匹林；具有 aPL 低危因素时可以考虑使用低剂量的阿司匹林；

2.1.3 有或者无 SLE 的产科情况史的 APS 非孕妇患者，在权衡获益/风险后建议使用低剂量的阿司匹林。

2.2 APS 阳性者的二级血栓预防

2.2.1 明确诊断为 APS 并且为首发的 VTE 患者，建议初始肝素或低分子肝素桥接 VKA 维持 INR 2~3；

2.2.2 不建议使用 DOAC，研究证明 DOAC 药物不能减少 VTE 事件的发生率。同时发现，DOAC 预防 APS 的血栓事件相关研究也因为出现了更多的动脉血栓事件而提前终止实验，所以，DOAC 仅限于 VKA 难以达标或 VKA 依从性极差时使用；

2.2.3 APS 的研究中显示长期抗凝治疗血栓复发风险明显低于 3~6 个月的抗凝治疗；而对于具有高危风险的反复阳性的 aPL 患者，建议长期使用抗凝治疗预防血栓事件的复发。

2.2.4 对于有明确的 APS 及复发 VTE 患者，建议长期 VKA 抗凝并维持 INR 2~3。必要时加用低剂量的阿司匹林，并将 INR 维持至 3~4 或桥接低分子肝素；

2.2.5 对于明确 APS 合并首次动脉血栓的患者，加用 VKA 而非仅仅低剂量的阿司匹林治疗，此时维持 INR 2~3 甚至可以 3~4 合用低剂量的阿司匹林。同样不建议使用 DOAC；

2.2.6 动脉事件复发的 APS 患者，尽管 VKA 维持 INR 2~3，在评估潜在的诱因时仍可提高 INR 至 3~4，并考虑使用 LDA 或桥接 LMWH。

2.3 产科 APS

2.3.1 存在高风险 aPL 但没有血栓或孕期并发症的患者（不管有没有 SLE），可以考虑使用低剂量的阿司匹林；

2.3.2 存在产科并发症史但无血栓事件者，需要根据死胎次数、孕龄等情况决定抗凝治疗方案；

2.3.3 既往有血栓事件的 APS 孕妇，建议联合低剂量的阿司匹林和治疗剂量的肝素。

2.4 灾难性的 APS

绝大多数出现灾难性的 APS 为中断抗凝治疗的确诊 APS 患者。建议及早诊断并尽量减少停药或低强度抗凝，特别是围手术期至关重要。一旦出现灾难性的 APS，建议使用糖皮质激素、肝素，血浆置换或者丙种球蛋白等联合治疗而非单一治疗方案。

参考文献

1. ZÖLLER B, LI X, SUNDQUIST J, SUNDQUIST K. Risk of pulmonary embolism in patients with autoimmune disorders: a nationwide follow-up study from Sweden. Lancet, 2012, 379(9812): 244 - 291.

3. MERKEL PA, LO GH, HOLBROOK JT, et al. Brief communication: high incidence of venous thrombotic events among patients with Wegener granulomatosis: the Wegener's Clinical Occurrence of Thrombosis (WeCLOT) Study. Ann Intern Med, 2005, 142: 620 - 626.

4. WANG JY, TERDIMAN JP, VITTINGHO E, et al. Hospitalized ulcerative colitis patients have an elevated risk of thromboembolic events. World J Gastroenterol, 2009, 15: 927 - 935.

5. CUADRADO MJ, MUJIC F, MUÑOZ E, et al. Thrombocytopenia in the antiphospholipid syndrome. Ann Rheum Dis, 1997, 56: 94 - 96.

6. PORRES-AGUILAR M, PENA-RUIZ MA, BURGOS JD, et al. Chronic thromboembolic pulmonary hypertension as an uncommon presentation of primary

antiphospholipid syndrome. J Natl Med Assoc, 2008, 100: 734 – 736.

7. LIM W. Antiphospholipid antibody syndrome. Hematol Am Soc Hematol Educ Progr, 2009, 2009: 233 – 239.

8. SKRIDE A, MATISS SABLINSKIS M, SABLINSKIS K, et al. Chronic Thromboembolic Pulmonary Hypertension and Antiphospholipid Syndrome with Immune Thrombocytopenia: A Case Report. Am J Case Rep, 2018, 19: 1245 – 1248.

9. YAŞAR NŞ, SALGÜR F, CANSU Dü, et al. Combined thrombophilic factors increase the risk of recurrent thrombotic events in Behcet's disease. Clin Rheumatol, 2010, 29(12): 1367 – 1372.

10. RODGER MA, SCARVELIS D, KAHN SR, et al. Long-term risk of venous thrombosis after stopping anticoagulants for a first unprovoked event: a multi-national cohort. Thromb Res, 2016, 143: 152 – 158.

11. ANNANGI S, DAMMALAPATI TR, NUTALAPATI S, et al. Prevalence of Pulmonary Embolism Among Systemic Lupus Erythematosus Discharges: A Decade of Analysis of the National Hospital Discharge Survey. J Clin Rheumatol, 2017, 23 (4): 200 – 206.

12. BERTI A, ERIC L MATTESON EL, CROWSON CS, et al. Risk of Cardiovascular Disease and Venous Thromboembolism Among Patients With Incident ANCA-Associated Vasculitis: A 20-Year Population-Based Cohort Study. Mayo Clin Proc, 2018, 93(5): 597 – 606.

13. PENGO V, DENAS G, ZOPPELLARO G, et al. Rivaroxaban vs warfarin in high-risk patients with antiphospholipid syndrome. Blood, 2018, 132: 1365 – 1371.

14. SCHULMAN S, SVENUNGSSON E, GRANQVIST S. Anticardiolipin antibodies predict early recurrence of thromboembolism and death among patients with venous thromboembolism following anticoagulant therapy. Duration of Anticoagulation Study Group. Am J Med, 1998, 104: 332 – 338.

15. CERVERA R, RODRíGUEZ-PINTÓ I, COLAFRANCESCO S, et al. 14th International Congress on antiphospholipid antibodies Task Force report on catastrophic antiphospholipid syndrome. Autoimmun Rev, 2014, 13: 699 – 707.

16. CERVERA R, TEKTONIDOU MG, ESPINOSA G, et al. Task Force on catastrophic antiphospholipid syndrome (APS) and Non-criteria APS manifestations (I): catastrophic APS, APS nephropathy and heart valve lesions. Lupus, 2011, 20: 165 – 173.

17. LEGAULT K, SCHUNEMANN H, HILLIS C, et al. McMaster RARE-Best practices clinical practice guideline on diagnosis and management of the catastrophic antiphospholipid syndrome. J Thromb Haemost, 2018.

18. TEKTONIDOU MG, ANDREOLI L, LIMPER M, et Al. EULAR recommendations for the management of antiphospholipid syndrome in adults. Ann Rheum Dis, 2019, 78(10): 1296 – 1304.

19. BORJAS-HOWARD JF, KARINA DE LEEUW KD, RUTGERS A, et al. Risk of Recurrent Venous Thromboembolism in Autoimmune Diseases: A Systematic Review of the Literature. Semin Thromb Hemost, 2019, 45(2): 141 – 149.

七、儿童 PTE

1. 流行病学史及不同年龄的凝血功能变化特点

住院患者中儿童 VTE 的发生率约为 53 ~ 57/100 000 人口，而社区 VTE 的患病率为 1.4 ~ 4.9/100 000 人口。儿童时期的 PTE 经常与 DVT 有关，重要的是几乎都有触发因素。严重的内科疾病及中心静脉置管为 PTE 常见的诱发因素。儿童 VTE 发病率比一般人群低 15 ~ 200 倍。据统计，每年每 1 000 个儿童中大概有 0.01 ~ 0.05VTE 事件。据报告，7 年期间住院儿童 VTE 发病率增加了 70%。尽管儿童 VTE 复发的相关数据有限，一项注册研究结果显示 7.5% 有 VTE 病史的儿童经历了复发的事件。

儿童凝血机制的特点不同于成人，尤其是在出生的最初几个月。促凝因子和抗凝因子的复杂系统在儿童期发育过程中不断演

中国医学临床百家

化，大多数凝血蛋白的浓度不同于成人。新生儿凝血因子水平降低到成人的 50%，而早产儿的凝血因子水平低于足月新生儿。Ⅷ因子和 vWF 的水平甚至在整个新生儿期升高到约 100~150%，随着年龄增加 V 因子和 ⅩⅢ 因子的血浆水平逐渐接近正常水平。凝血因子水平降低导致活化部分凝血活酶时间（aPTT）不均衡延长，而凝血酶原时间（PT）在出生后 6 个月仅轻微延长。新生儿的抗凝血酶、肝素辅助因子Ⅱ、蛋白 C 和蛋白 S 等抗凝血水平也降低到成人的 30~60%。相反，能抑制纤维蛋白溶解的 a2-巨球蛋白在出生时增加，在 6 个月时达到成人值的两倍，并在整个儿童时期保持增加。在 1 个月到 16 岁之间，血浆凝血参数水平逐渐恢复到正常的成人数值。原发性止血的研究较少，但血小板计数在出生时正常或升高，在短暂升高后 1 年内达到成年值。虽然血小板在新生儿期反应性较差，但发现新生儿的出血时间和血小板闭合时间缩短，并在出生后的第一个月恢复正常。总之，儿童的凝血系统在儿童期与成人有显著的不同，不同时期的表现也有所不同。

2. 诱因及临床表现

诱因：注册研究显示，儿童 VTE 发生有两个高峰：婴儿期和青春期。婴儿期绝大多数血栓事件发生在出生 1 月内，中心静脉导管成为新生儿 90% 的 VTE 诱因。婴儿期到青春期 VTE 发生处于低谷，到了青春期之后。VTE 的诱因基本上与成人相同，如制动、外科手术、恶性肿瘤、吸烟、感染、激素替代治疗或者口服避孕药物及怀孕等。除此之外，血栓时间显著与易栓倾向和先天静脉发育异常有关。笔者曾经诊治两例 K-T 综合征患者，均属于明确的先天静脉发育不全，成人后发生明确的 VTE。

住院期间诊断的儿童 VTE 中，95% 患者能够找到明确的诱因。住院期间，中心静脉置管导致的 VTE 是最常见的原因。2 岁以内幼儿中 2/3 VTE 与中心静脉置管有关。其次为肿瘤及接受化疗也是高危诱因。疾病状态下，如严重感染、易栓症、外伤或外科，抗心磷脂抗体综合征同样会增加儿童 VTE 的风险。

与成人一样，胸痛三联征可以见于儿童，但是儿童不能准确表述症状如胸痛等，更容易漏诊或延迟诊断。PTE 的非特异性增加了误诊为其他疾病的机会：如肺炎，肺不张或胸部肿瘤等；同时儿童期的无症状 PTE 可达 16% 也是不容易及时诊断的原因。所以，及时诊断 PTE 需要强化诊断意识。一项回顾性研究显示 54 位 PTE 儿童中，57% 表现为有气短、32% 胸痛、28% 具有 DVT 表现，而不能解释的持续存在的呼吸增快成为所有 PTE 儿童的重要表现。其他的表现有咳嗽、咯血、低氧、晕厥或者右心衰竭甚至猝死。D-Dimer 作为排除 VTE 的重要参数，但在儿童价值有限，研究显示 D-Dimer 正常的儿童 PTE 患者可达 15 ~ 40%。评估儿童 PTE 的诱因常见于是否有制动、易栓症、APL、中心静脉置管、既往 VTE 史、激素替代治疗等。

3. 儿童 VTE 危险因素

儿童相关的 VTE 风险因素大多是多种因素，有个体相关的先天遗传因素、后天获得危险因素疾病相关或者医疗相关的危险因素触发的 VTE。

3.1 遗传相关的危险因素见于：AT-Ⅲ缺乏、VTE家族史或既往史、PC缺乏、PS缺乏。欧美国家还见于Ⅱ因子的G20210A基因突变及Leiden V基因突变；

3.2 获得性VTE危险因素：肥胖、围产期、怀孕、吸烟；

3.3 疾病相关VTE危险因素：抗心磷脂抗体综合征、肿瘤、脱水、高渗状态、制动、肾病综合征、灌注不足、早产、创伤；

3.4 治疗相关VTE危险因素：输血、化疗、中心静脉置管、入住ICU、正性肌力药物、气管插管、入住ICU时间、机械通气、口服避孕药、整形外科、肠外营养、外科。

4. 诊断

4.1 症状与初筛手段特点

目前还缺少一个对儿童VTE评估的可靠方法。在一项对儿童Wells标准效用的评估中，在诊断为PTE的儿童中，只有58%的医师怀疑PTE，而在PTE阴性的儿童中，有29%的医师怀疑PTE，所以儿童使用wells评分时，需要谨慎。心电图：最常见的临床表现为窦性心动过速，虽然$S_IQ_{Ⅲ}T_{Ⅲ}$为PTE典型表现但绝非100%特异，同样可以出现在其他原因如先心病导致的右室负荷过重的表现中，对儿童的PTE预测价值有限。D-Dimer在儿童诊断VTE作用同样有限，其敏感性及特异性均较差，分别为79%和69%，其阴性的排除价值尚未确定。社区儿童中D-Dimer确诊PTE的预测值43%，研究表明大量的阳性结果导致不必要的验证性检查。在儿童中使用 D-Dimer 排除 PTE 是危险的，需要谨慎。

4.2 确诊手段

4.2.1 CTPA

已经成为儿童及成人的主要确诊手段。成人 CTPA 对 PTE 的敏感性及特异性分别为 83% 和 96%，遗憾的是，儿童还没有相关的资料。CTPA 的优势还体现在可以帮助发现患儿胸腔疾病及潜在的信息，当然最大的弊端是放射线的暴露，2019 年 ESC 建议使用低剂量的放射性性 CTPA 检查。

4.2.2 V/Q scan

V/Q scan 为成人及儿童均可选用的手段，但近些年有逐年被 CTPA 取代的趋势。但是在碘造影剂过敏时，V/Q scan 仍是一种选择。成年人，V/Q scan 提示高度可能时有 85% 的 PTE 可能，而对于低或中度可能者约有 25% 的可能性。不确定扫描的发生率相当高，由于解释困难和混淆 V/Q 不匹配，尤其是在合并潜在肺部疾病的患者中，误诊率报告高达 33% 至 49%。所以，V/Q scan 的诊断价值非常有限甚至在没有肺部疾病时 V/Q scan 价值依然有限。这一点值得关注。

5. 儿童 VTE 的治疗及管理

5.1 VKA

基于儿童 VTE 的 RCT 研究比较少，临床指南基本上是成人现有数据的 VTE 管理的外推。如 r-tPA 尚无推荐剂量、肝素治疗的局限性体现在每天的非肠道注射、频繁的采血和相对于成人剂量的使用；VKA 同样存在相应的局限，如需要定期凝血监测、饮食限制、缺乏针对儿童的液体制剂和依从性差等为治疗带来了挑战。药物剂型的改动可能影响抗凝药物的稳定性和生物利用度，并可能导致给药错误。

5.2 DOAC

在儿童 VTE 患者中的应用：EINSTEIN JUNIOR 研究参考成人 20 mg 利伐沙班的剂量，逐渐探索出对应不同体重的儿童药物剂量（表6-7）。

表6-7　儿童使用利伐沙班剂量推荐表

Body weight（kg）		Formulation	Regimen			Total daily dose
Min.	Max.		Qd	Bid	tid	
2.6	<3	口服混悬剂型			0.8 mg	2.4 mg
3	<4	口服混悬剂型			0.9 mg	2.7 mg
4	<5	口服混悬剂型			1.4 mg	4.2 mg
5	<6	口服混悬剂型			1.6 mg	4.8 mg
6	<7	口服混悬剂型			1.6 mg	4.8 mg
7	<8	口服混悬剂型			1.8 mg	5.4 mg
8	<9	口服混悬剂型			2.4 mg	7.2 mg
9	<10	口服混悬剂型			2.8 mg	8.4 mg
10	<12	口服混悬剂型			3.0 mg	9 mg
12	<20	口服混悬剂型		5 mg		10 mg
20	<30	片剂/口服混悬剂型		5 mg		10 mg
30	<50	片剂/口服混悬剂型	15 mg			15 mg
	≥50	片剂/口服混悬剂型	20 mg			20 mg

总之，儿童 PTE 在很多方面均存在不同于成人的特点，一旦出现 VTE 事件，首先应该查找诱因。治疗方面尚缺乏统一的标准答案。

参考文献

1. BISS TT, BRANDAO LR, KAHR WH, et al. Clinical features and outcome of pulmonary embolism in children. Br J Haematol, 2008, 142：808 – 818.

2. ANDREW M, DAVID M, ADAMS M, et al. Venous thromboembolic complications (VTE) in children：first analyses of the Canadian Registry of VTE. Blood, 1994, 83：1251 – 1257.

3. STEIN PD, KAYALI F, OLSON RE. Incidence of venous thromboembolism in infants and children：data from the National Hospital Discharge Survey. J Pediatr, 2004, 145：563 – 565.

4. VAN OMMEN CH, HEIJBOER H, BüLLER HR, et al. Venous thromboembolism in childhood：a prospectiv e two year registry in The Netherlands. J Pediatr, 2001, 139 (5)：676 – 681.

5. DIJK FN, CURTIN J, LORD D, et al. Pulmonary embolism in children. Paediatr Respir Rev, 2012, 13：112 – 122.

6. ANDREW M, DAVID M, ADAMS M, et al. Venous thromboembolic complications (VTE) in children：first analyses of the Canadian Registry of VTE. Blood, 1994, 83(5)：1251 – 1257.

7. VAN OMMEN, C. H. NOWAK-GOTTL, U. (2017) Inherited thrombophilia in pediatric venous thromboembolic disease：why and who to test Frontiers in Pediatrics. Front Pediatr, 2017, 14；5：50.

8. MAHAJERIN, A. CROTEAU, S. E. (2017)Epidemiol ogy and risk assessment of pediatric venous thromboembolism. Front Pediatr, 2017, 5：68.

9. GIBSON BES, CHALMERS EA, BOLTON-MAGGS P, et al. Thromboembolism in

childhood: a prospective two-year BPSU study in the United Kingdom. February 2001-February 2003. Br J Haematol, 2004, 25(Suppl 1): 1.

10. BISS T, ALIKHAN R, PAYNE J, et al. Venous thromboembolism occurring during adolescence. Arch Dis Child 2016 (e-pub ahead of print).

11. 祁璇，米玉红(通讯作者). K-T综合征合并纤溶异常导致肺栓塞1例报告并文献复习. 中华急诊医学杂志, 2018, 27(5): 565 – 567.

12. DIJIK FN, CURTIN J, LORD D, et al. pulmonary embolism in children. Paediatr Respir Rew, 2012, 12(2): 112 – 22.

13. VAN OMMEN CH, HEIJBOER H, et al. persistent tychypnea in children: keep pulmonary embolism in mind. J paediatr hematol oncol, 1998, 20(6). 570 – 3.

14. VAN OMMEN CH, HEIJBOER H, BüLLER HR, et al. Venous thromboembolism in childhood: aprospective two year registry in The Netherlands. J Pediatr, 2001, 139(5): 676 – 681.

15. DIJIK FN, CURTIN J, LORD D, et al. pulmonary embolism in children. Paediatr Respir Rew, 2012, 12(2): 112 – 22.

16. RAJPURKARM, WARRIAR I, et al. pulmonary embolism-experience at a single children's hospital. Thromb Res, 2007, 119(6).

17. BISS TT, BRANDÃO LR, KAHR WH, et al. Clinical probability score and D-dimer estimation lack utility in the diagnosis of childhood pulmonary embolism. J Thromb Haemost, 2009, 7: 1633 – 1638.

18. BALTA S, DEMIRKOL S, UNLU M, et al. Electrocardiographic findings in patients with pulmonary embolism. Am J Emerg Med, 2015, 33: 838 – 839.

19. CHANTC, VILKEGM, POLLACKM, et al. Electro cardiographic manifestations: pulmonary embolism. J Emerg Med, 2001, 21: 263 – 270.

20. WELLS PS, ANDERSON DR, RODGER M, et al. Derivation of a simple clinical model to categorize patients probability of pulmonary embolism: increasing the models utility with the SimpliRED D-dimer. Thromb Haemost, 2000, 83: 416 – 420.

21. PAPANICOLAOU N, TREVES S. Pulmonary scintigraphy in pediatrics. Semin Nucl Med, 1980, 10: 259 – 285.

22. SOSTMAN HD, MINIATI M, GOTTSCHALK A, et al. Sensitivity and specificity of perfusion scintigraphy combined with chest radiography for acute pulmonary embolism in PIOPED II. J Nucl Med, 2008, 49: 1741 – 1748.

23. DAVIS RB, SCHAUWECKER DS, SIDDIQUI AR, et al. Indeterminate lung imaging. Can the number be reduced? Clin Nucl Med, 1986, 11: 577 – 582.

24. BIELLO DR, MATTAR AG, MCKNIGHT RC, et al. Ventilation-perfusionstudiesin suspected pulmonary embolism. AJR Am J Roentgenol, 1979, 133: 1033 – 1037.

25. KRITSANEEPAIBOON S, LEE EY, ZURAKOWSKI D, et al. MDCT pulmonary angiography evaluation of pulmonary embolism in children. AJR Am J Roentgenol, 2009, 192: 1246 – 1252.

26. LEE EY, ZURAKOWSKI D, BOISELLE PM. Pulmonary embolism in pediatric patients surveyofCTpulmonary angiography practices and policies. Acad Radiol, 2010, 17: 1543 – 1549.

27. RAJPURKAR M, BISS T, AMANKWAH EK, et al. Pulmonary embolism and in situ pulmonary artery thrombosis in paediatrics. A systematic review. Thromb Haemost, 2017, 117: 1199 – 1207.

28. LEE EY, TSE SK, ZURAKOWSKI D, et al. Children suspected of having pulmonary embolism: multidetector CT pulmonary angiography—thromboembolic risk factors and implications for appropriate use. Radiology, 2012, 262: 242 – 251.

29. WANG CY, IGNJATOVIC V, FRANCIS P, et al. Risk factors and clinical features of acute pulmonary embolism in children from the community. Thromb Res, 2016, 138: 86 – 90.

30. HENNELLY KE, BASKIN MN, MONUTEUAX MC, et al. Detection of pulmonary embolism in high-risk children. J Pediatr, 2016, 178: 214 – 218.

31. WELLS PS, GINSBERG JS, ANDERSON DR, et al. Useofaclinicalmodelforsafe management of patients with suspected pulmonary embolism. Ann Intern Med, 1998, 129: 997 – 1005.

32. BISS TT, BRANDÃO LR, KAHR WH, et al. Clinical probability score and D-

dimer estimation lack utility in the diagnosis of childhood pulmonary embolism. J Thromb Haemost, 2009, 7: 1633 – 1638.

33. WELLS PS, ANDERSON DR, RODGER M, et al. Derivation of a simple clinical model to categorize patients probability of pulmonary embolism: increasing the models utility with the SimpliRED D-dimer. Thromb Haemost, 2000, 83: 416 – 420.

34. PAPANICOLAOU N, TREVES S. Pulmonary scintigraphy in pediatrics. Semin Nucl Med, 1980, 10: 259 – 285.

35. SOSTMAN HD, MINIATI M, GOTTSCHALK A, et al. Sensitivity and specificity of perfusion scintigraphy combined with chest radiography for acute pulmonary embolism in PIOPED II. J Nucl Med, 2008, 49: 1741 – 1748.

36. DAVIS RB, SCHAUWECKER DS, SIDDIQUI AR, et al. Indeterminate lung imaging. Can the number be reduced? Clin Nucl Med, 1986, 11: 577 – 582.

37. BIELLO DR, MATTAR AG, MCKNIGHT RC, et al. Ventilation-perfusionstudiesin suspected pulmonary embolism. AJR Am J Roentgenol, 1979, 133: 1033 – 1037.

38. STEIN PD, FOWLER SE, GOODMAN LR, et al. Multidetector computed tomography for acute pulmonary embolism. N Engl J Med, 2006, 354: 2317 – 2327.

39. LEE EY, KRITSANEEPAIBOON S, ZURAKOWSKI D, et al. Beyond the pulmonary arteries: alternative diagnoses in children with MDCT pulmonary angiography negative for pulmonary embolism. AJR Am J Roentgenol, 2009, 193: 888 – 894.

40. GIBSON NS, SOHNE M, KRUIP MJHA, et al. Further validation and simplification of the Wells clinical decision rule in pulmonary embolism. Thromb Haemost, 2008, 99(1): 229 – 34.

41. VAN ES J, BEENEN LF, DOUMA RA, et al. A simple decision rule including D-dimer to reduce the need for computed tomography scanning in patients with suspected pulmonary embolism. J Thromb Haemost, 2015, 13(8): 1428 – 35.

42. RICHEY RH, HUGHES, C, CRAIG JV, et al. A systematic review of the use of dosage form manipulation to obtain required doses to inform use of manipulation in paediatric practice. Int J Pharm, 2017, 518(1 – 2): 155 – 166.

43. MASSICOTTE P, JULIAN JA, GENT M, et al. An open-label randomized controlled trial of low molecular weight heparin compared to heparin and coumadin for the treatment of venous thromboembolic events in children: the REVIVE trial. Thromb Res, 2003, 109(2 - 3): 85 - 92.

44. MONAGLE P, CHAN AKC, GOLDENBERG, NA, et al. Antithrombotic therapy in neonates and children: Antithrombotic Therapy and Prevention of Thrombosis, 9th ed: American College of Chest Physicians Evidence-Based Clinical Practice Guidelines. Chest, 2012, 141(2 Suppl): e737S - e801S.

45. PRINS MH, LENSING AW, BAUERSACHS R, et al. Oral rivaroxaban versus standard therapy for the treatment of symptomatic venous thromboembolism: a pooled analysis of the EINSTEIN-DVT and PE randomized studies. EINSTEIN Investigators. Thromb J, 2013, 11(1): 21.

46. LENSING AWA, MALE C, YOUNG G, et al. Rivaroxaban versus standard anticoagulation for acute venous thromboembolism in childhood. Design of the EINSTEIN-Jr phase III study. Thromb J, 2018, 16: 34.

47. ANDREW M, DAVID M, ADAMS M, et al. Venous thromboembolic complications (VTE) in children: first analyses of the Canadian Registry of VTE. Blood, 1994, 83: 1251 - 1257.

48. BISS TT, BRANDÃO LR, KAHR WH, et al. Clinical probability score and D-dimer estimation lack utility in the diagnosis of childhood pulmonary embolism. J Thromb Haemost, 2009, 7: 1633 - 8.

49. HENNELLY KE, BASKIN MN, MONUTEUAX MC, et al. Detection of pulmonary embolism in high-risk children. Pediatr, 2016, 178: 214 - 8.

50. LEE EY, TSE SK, ZURAKOWSKI D, et al. Children suspected of having pulmonary embolism: multidetector CT pulmonary angiography—thromboembolic risk factors and implications for appropriate use. Radiology, 2012, 262: 242 - 51.

51. PENALOZA A, SOULIé C, MOUMNEH T, et al. Pulmonary embolism rule-out criteria (PERC) rule in European patients with low implicit clinical probability (PERCEPIC): a multicentre, prospective, observational study. Lancet Haematol, 2017, 4

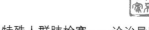

（12）: e615 - e621.

52. AGHA BS, STURM JJ, SIMON HK, et al. Pulmonary embolism in the pediatric emergency department. Pediatrics, 2013, 132: 663 - 667.

53. BISS TT, BRANDÃO LR, KAHR WH, et al. Clinical probability score and D-dimer estimation lack utility in the diagnosis of childhood pulmonary embolism. J Thromb Haemost, 2009, 7: 1633 - 1638.

54. HENNELLY KE, BASKIN MN, MONUTEUAX MC, et al. Detection of pulmonary embolism in high-risk children. J Pediatr, 2016, 178: 214 - 218.

55. LEE EY, TSE SK, ZURAKOWSKI D, et al. Children suspected of having pulmonary embolism: multidetector CT pulmonary angiography—thromboembolic risk factors and implications for appropriate use. Radiology, 2012, 262: 242 - 251.

57. AGHA BS, STURM JJ, SIMON HK, et al. Pulmonary embolism in the pediatric emergency department. Pediatrics, 2013, 132: 663 - 667.

07 化"瘀"解"栓"——
PTE"百"问集

　　什么是PTE？ PTE是指血液中栓子沿着静脉系统回流并阻塞至肺动脉，导致的一系列临床病理生理综合征即称为PTE。大家都知道，人体有动脉、静脉之分，从心脏向外周的血管称为动脉、向心脏方向而来的血管称为静脉。通常我们能摸到波动的血管是动脉（含氧量高），皮肤表面能看到的血管大多是静脉（含氧量低）。肺动脉与前文所谈的动脉不同，是接受周身回来的静脉，流向肺组织去接受吸气进来的氧气，肺静脉是从肺组织携带氧气回流到心脏，然后供给全身营养的血管。PTE主要是发生在静脉系统疾病。

　　什么是肺动脉血栓栓塞症？ 肺动脉血栓栓塞症是肺栓塞（pulmonary embolism，PE）最常见的一种（通常所说的PE大多是指肺动脉血栓栓塞症即PTE），其阻塞肺动脉的栓子主要成分是血栓。PTE的血栓主要来源于下肢深静脉血栓（deep venous thrombosis，DVT）。PTE 与深静脉血栓统称为静脉血栓栓塞症（venous thromboembolism，VTE）。看上去很绕口，实际上在病理生理上是一回事，只是血栓在静脉系统的不同部位而已，血栓栓子在静脉中称之为 DVT，而脱落至肺动脉称之为 PTE。

肺动脉的栓子除了血栓，还有别的栓子么？ 临床上最常见的是 PTE，但是 PE 不仅仅限于 PTE。依据栓子的性质不同，除了血栓，还有脂肪栓塞（如下肢长骨干骨折导致 PTE 中栓子的成分为脂肪）、羊水栓塞（孕产妇胎盘早剥或者分娩过程中的栓子成分可以是羊水）、感染导致的细菌栓子及肿瘤导致的瘤栓等等。临床上因为栓子性质不同，发生的机理及治疗上也不尽相同。

什么是深静脉血栓（DVT） 深静脉血栓是指在深静脉中形成的血凝块，通常在下肢最常见，也可以在不常见的部位，如骨盆或手臂、肠系膜静脉或门静脉等。

深静脉血栓形成的常见原因： 可以分为后天获得性危险因素和先天遗传性危险因素。前者如创伤、手术和长期卧床是常见的诱因。长时间坐着或者超过 4 个小时的长途旅行，会因为血流缓慢、形成血凝块的可能性加大。深静脉血栓症状多伴有受累区域的肿胀、疼痛，也可以毫无症状。癌症和癌症的相关治疗也会增加静脉血栓形成的风险。后者为与遗传相关的易栓因素，如蛋白 S、蛋白 C 或者抗凝血酶Ⅲ缺乏等。存在先天遗传性危险因素的患者并非一定发病，大多在获得性危险因素存在下触发出来。

PTE 是怎么产生的？ 具备血栓产生的 Virchow 三要素中任何

一个即血流速度缓慢、凝血机制异常或血管内皮受损一个因素均可以诱发静脉血栓事件。久坐、久卧、手术、创伤、活动期肿瘤或各种原因导致的高凝状态均可以发生深静脉血栓事件。患者发病时，可以存在 1 个或同时存在 2 个以上的危险因素。如手术或创伤后 PTE，存在手术或者外伤导致的血管内皮受损、术后制动导致的血流速度缓慢等因素。或者本身存在先天或者后天的凝血机制异常，在一次外因作用如手术或外伤后诱发出血栓事件并非少见。

PTE 危害有多大？PTE 的危害非常大。可以表现为突发心跳、呼吸停止，其病死率仅次于急性心肌梗死和肿瘤。PTE 的症状及体征缺乏特异性，也就是说，没有任何一个属于 PTE 独一无二的表现。这就为尽早就诊、及时确诊和治疗增加了极大的难度。正是这个原因，PTE 的死亡风险并不低于急性心肌梗死。

PTE 常见的临床表现有哪些？PTE 的典型表现可以为以下几种：（1）心跳呼吸骤停，最凶险的一种，几乎没有机会来到医院看病；（2）呼吸困难，最为常见，尤其是表现在活动后明显，休息后缓解更为突出；（3）胸痛、咳嗽，多于呼吸或咳嗽时加剧。多为干咳，少痰；（4）咯血，多发生肺梗死后 24 小时内发生，鲜红色，量不多，数日后变为暗红色；（5）晕厥，表现为短暂的意识丧失，患者醒过来对突然发生的事情完全没有回忆，可伴有摔伤、尿便失禁等症状。常见于血栓负荷较大，阻塞于主肺动脉，影响了心输出量下降，导致一过性脑供血不足；（6）不明原因的肺动脉高压；（7）隐匿型，可以毫无症状，多在鉴别诊断中得以确诊。需要强调的是，上述表现还可能跟其他的疾病类似，非常容易漏诊、误诊。

什么样人群容易得 PTE？ 经济舱综合征就是 PTE 经典案例，也是引起医师逐渐认识并重视 PTE 的重要原因。经济舱综合征主要是由于下肢长时间处于下垂状态，完全放松时缺少小腿肌肉对静脉的挤压作用，静脉回流速度下降，这就为形成血栓创造了非常有利的条件，加上可能存在不同程度的入量不足等原因导致的血液黏稠，进而加速了血栓的形成。所以，任何手术尤其是下肢骨折、髋膝关节置换术（发生 VTE 概率可以达到60%）均可能会出现一过性制动、手术创伤等因素，导致血栓事件发生；另外，肥胖、不良的生活习惯（如喜欢久坐、不爱运动等）、慢性心力衰竭、慢性呼吸衰竭、活动期肿瘤、雌激素替代治疗等均成为 PTE 的高危人群。导致 PTE 的疾病很多，内科、外科、妇科、肿瘤科、甚至儿科均可出现 PTE 患者。

静脉曲张只是单纯影响美观那么简单吗？ 静脉曲张指的是浅表静脉变粗、迂曲，像"蚯蚓"一样的（如图1）。导致静脉曲张的原因除了先天静脉发育异常外，深静脉回流（如静脉瓣功能不全）受阻是导致后天静脉曲张的重要原因。表浅血栓通常不会移行到肺部导致 PTE，但是不解决深静脉本身问题或者没有及时去除导致静脉回流受阻的原因，深静脉同样会出现血栓，更为血栓脱落至肺动脉导致 PTE 埋下了非常大的隐患。

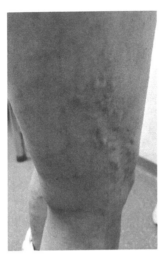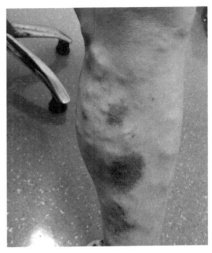

图 1 下肢皮肤表面出现"蚯蚓状"浅静脉，即为静脉曲张

更加危险的是，尽管 PTE 的血栓 70%~80% 来源于下肢深静脉，浅静脉曲张的人群发生深静脉血栓的风险也会大大增加。所以静脉曲张就不仅仅是简单的影响美观那么简单了。

静脉曲张与 PTE 的关系有多密切？ 下肢静脉曲张发生率约为 10%，轻度静脉曲张可以没有任何不适症状。静脉曲张不是 100% 发生 PTE，PTE 患者也不是 100% 有静脉曲张，存在静脉曲张势必会增加 PTE 发生的风险。2018 年在国际顶级期刊 *JAMA* 杂志发表的一项研究证实，患有静脉曲张的人群发生深静脉血栓的风险增高 5 倍（在合并与未合并静脉曲张的人群，每年每千人发生深静脉血栓的发生风险分别为 6.6 人和 1.2 人）。

静脉曲张需要治疗么？ 大多数下肢静脉曲张患者尽可能减少久卧、久坐，适当增加下肢活动以增加静脉回流、减少静脉血流淤滞就可以了。必要时使用弹力袜预防进一步加重，严重静脉曲张在合并血栓性静脉炎、下肢皮肤溃疡或湿疹等时，一定要积极治疗。

存在静脉曲张时如何预防下肢静脉血栓形成：前面谈到了静脉曲张本身是表面现象，所以处理表面现象的价值非常有限，所以只局限于对症处理。养成好习惯非常重要。主要总结以下几点：（1）休息时抬高下肢。如：把腿放凳子上，或卧位时适当抬高下肢，利于静脉血液回流；（2）定时活动，促进血液循环，避免久站、久坐；（3）借助医用弹力袜，有助于缓解因久站、久坐或久卧等引起的下肢血液回流障碍。

哪些人群易患静脉曲张？遗传性：静脉曲张多有遗传性，例如家族成员患有静脉曲张，那么其他成员的概率会大大增加。职业相关：教师、售货员、服务员等一些需要长期站立的职业中尤为常见。肥胖以及怀孕等都可能会引发静脉曲张，且随着年龄增长发生比例增加。

下肢保健操为什么能预防下肢静脉血栓 通常会把小腿肌肉称为第二心泵，主要是小腿肌肉的收缩能够促进下肢静脉血液回流。通过采用勾脚、踩刹车等等动作，增加小腿肌肉收缩以挤压小腿静脉，促使下肢静脉血液回流，减少下肢静脉血栓形成的机会。

腿肿或下肢坠胀感一定是下肢有血栓么？对于存在心脏、呼吸系统或肾脏疾患的患者，均会出现不同程度的下肢坠胀感、沉重感，或者下肢的水肿，可以是下肢淤血表现，并非都说明存在静脉血栓，但是为形成血栓创造条件。出现上述症状可以是原来的基础疾病加重，也可以是下肢静脉出现了血栓。必要时一定到医院，请医师明确诊断。

下肢沉重感、坠胀感为什么不能轻易选择局部按摩？ 出现下肢坠胀感、沉重感，或者伴有下肢的水肿等症状时，绝大多数人会误认为劳累、受寒或原有基础疾病加重了。往往会通过敲打下肢、理疗、按摩等方式缓解症状。必须提醒的是，如果下肢水肿等上述不适是因为下肢有了血栓的话，PTE 的发生就难以避免。原因很简单，下肢静脉出现血栓后很容易出现类似的症状，一旦挤压、敲打或者按摩肌肉，很容易使得已经形成的血栓加快脱落导致 PTE 的发生。

怎么确诊 PTE？ 尽管 PTE 因的症状不典型，经常会被基础疾病掩盖，很容易漏诊甚至误诊。但是，一旦医师想到了就很容易诊断。肺动脉增强 CT 或肺灌注/通气检查可以明确诊断。

什么是肺动脉增强 CT（CTPA） CTPA 就是通过静脉注射造影剂，观察肺动脉内是否有血栓证据（如图 2）。几乎所有三甲医院都能随时检查，为及早诊断提供非常有力的证据。

什么是肺通气灌注扫描？ 通气灌注扫描是诊断 PTE 常用的检查，PTE 时由于肺动脉内血栓形成，导致其供血区域血液灌注减少，而 PTE 患者肺的通气正常。PTE 典型表现为肺通气良好的部位没有血流灌注（即灌注与通气的不匹配）。肺通气灌注显像不

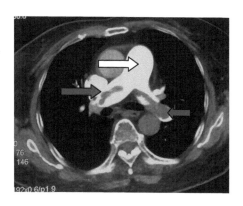

图2 CTPA横断面，白色箭头为肺动脉，黑色箭头为肺动脉血栓

仅用于诊断PTE，还可用来评估抗凝药物的疗效，因此，在诊断与评估药效方面发挥重大作用。

已经出现心跳呼吸停止怎么确诊？对于突然出现心跳、呼吸停止的患者，床旁UCG就可以帮助诊断是否PTE，同时鉴别导致心跳、呼吸骤停的其他原因，如心肌梗死、心包填塞等疾病。如图3为UCG提示右心扩大并伴有巨大的血栓（白色箭头所示）。

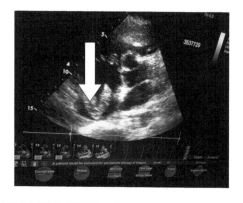

图3 UCG四腔心层面显示右心扩大，白色箭头指向为血栓

PTE 患者住院期间抽血是什么原因？ PTE 患者住院后需要反复抽血检查的原因主要是，一方面用于指导调整抗凝药物剂量；另一方面是寻找导致 PTE 原因。前面我们说到导致 PTE 的原因非常复杂，尤其是肿瘤、代谢性疾病、重要的代谢指标如同型半胱氨酸等都可能是导致 PTE 重要原因。没有及时发现很容易导致抗凝治疗失败甚至延误原有疾病的治疗。

高同型半胱氨酸血症与 PTE 有什么关系？ 高同型半胱氨酸血症是指血液中同型半胱氨酸水平升高，该项指标升高会明显增加静脉血栓栓塞的风险。不仅如此，高同型半胱氨酸血症还会增加动脉系统的血栓性疾病如心肌梗死、缺血性脑卒中的风险。导致同型半胱氨酸血症升高的原因主要与饮食、生活习惯不良、营养素缺乏甚至先天因素有关。平时喜欢吃高油脂食物的人群，如动物的内脏、煎炸食品，就容易导致维生素 B 族、叶酸等营养素摄入缺乏，影响同型半胱氨酸的代谢，出现同型半胱氨酸升高。先天性缺乏同型半胱氨酸代谢酶，也是引起同型半胱氨酸升高的原因。

PTE 会遗传么？ PTE 可以与遗传有关，即便如此大多是由于后天一些触发因素引起的。引起 PTE 的诱因有很多，包括获得性危险因素和遗传性危险因素，获得性危险因素包括手术、关节置换、激素替代疗法、口服避孕药等等，这些因素不会遗传；遗传性危险因素主要包括两类，一类是基因的突变，比如凝血酶原突变 G20210A，V Leiden 因子突变，另一类是基因的缺乏，比如抗凝血酶、蛋白 C、蛋白 S 的缺乏，虽然以上基因缺陷在普通人群中发病率极低，抗凝血酶缺乏发病率仅为 0.02%，上述遗传性危险因素有遗传倾向，但是不建议常规筛查。

什么情况下需要进行遗传性危险因素检测？ 不是所有的 PTE 都要进行遗传相关危险因素的检测。具备以下任何一项时大多提示具有 VTE 遗传倾向：（1）40 岁以前的 VTE 患者；（2）50 岁以前的 VTE 伴有弱危险因素；（3）两代 VTE 家族史阳性；（4）不常见部位的静脉血栓，如上肢静脉、肠系膜静脉、门静脉或者颅内静脉血栓史等。

一旦诊断 PTE，怎么治疗？ 一旦确诊 PTE，医师会根据患者本次 PTE 对血压和心、肺功能的影响给予不同方式的治疗。如决策是否住院治疗、是否溶栓治疗、是否维持抗凝治疗等。总之，依据患者的情况决定下一步治疗方案。但不管是哪一种治疗，抗凝治疗都是最基本、最重要且是贯穿始终的治疗。

PTE 使用抗凝药物要吃多久？ PTE 诊断的三个月之内属于急性期，在此期间需要规律抗凝，确保达标的基础上观察出血倾向；如果是肿瘤的患者，合并 PTE 至少需要六个月的抗凝治疗。在此之后到底需要多长时间的抗凝治疗由医师结合患者个体具体情况而定。

急性 PTE 抗凝药物和溶栓药物是一回事么？ 不是一回事。

抗凝药物是抑制患者的高凝状态，不再有新的血栓形成。而溶栓药物是溶解本次发病已经形成新鲜血栓。所以，抗凝药物和溶栓药物不是一回事。溶栓药物对于陈旧的血栓无效，对2周之内形成的静脉血栓有效，48小时内的静脉血栓溶栓效果最佳。

没有溶栓是不是原有的血栓就永远不能消失了？ 溶栓药物比抗凝药物有更大的出血风险甚至致死性出血。所以，并不是所有PTE都要给予溶栓治疗，是否需要溶栓治疗由医师需要根据具体情况来定。不溶栓并不意味着原有的血栓就永远存在，机体自身也有化解血栓的能力，只是在急性期化栓的能力远远弱于形成血栓的能力。在接受抗凝治疗的患者，高凝状态得到控制时，原有的血栓会有一定程度的消失甚至完全消失。当然，取决于的患者病程、就诊的时机和自身化栓的能力。

PTE使用的抗凝药物有哪些？ 有两大类如针剂：肝素或低分子肝素；口服抗凝药（如华法林、利伐沙班、艾多沙班、达比加群等）。

华法林与新型口服抗凝药物的区别？ 华法林为最传统的有效抗凝药物，最大的优点是费用较低，但是因华法林很容易受到含有维生素K的食物（如绿叶菜）和与其代谢有冲突的药物影响，服用期间需严密监测凝血指标，指标波动就需要不断调整剂量，使用起来比较麻烦。新型口服抗凝药比如利伐沙班、艾多沙班、达比加群等作用于单一靶点（Xa 因子或 IIa 因子），直接发挥抗凝作用，不需要常规监测凝血。在非瓣膜性房颤卒中预防、下肢深静脉血栓/PTE 及其二级预防、关节置换术后 VTE 预防均表现出明显的安全性和有效性。

为什么每个人吃的抗凝药物剂量不一样？ 有的患者可能会有疑问，为什么同样是 PTE 的患者，我的剂量比别人的多？我吃 20 mg，而有的人可能只需要 5 mg 呢，因为每个人的情况不一样，医师会依据患者具体的凝血与出血风险不同，对药物的敏感度也不同，给予不同的剂量。举个例子，抗凝合适不合适的标准如同吃馒头有没有吃饱。抗凝标准以某一项指标是否合适，而吃馒头是以是不是吃饱为标准，都不是以吃多少为标准。有的人吃半个馒头就饱了，有的人吃两个馒头才饱。所以，究竟应该吃多少剂量，医师需要根据凝血指标并结合临床决定，切忌擅自增加或者减少剂量，以免造成不良后果。

哪一类 PTE 患者需要终身抗凝治疗？ 需要强调的是，抗凝时间因人而异。部分病例的危险因素短期可以消除，例如服雌激素或手术、重大外伤等临时制动，疗程 3 个月即可；对于栓塞事件原因不明的首发病例，需至少给予 1 年的抗凝，医师依据具体情况给予不同疗程的拟定。对于触发因素无法解除或者明确为复发性静脉血栓栓塞症，抗凝治疗时间应更长（不小于 12 个月），甚至终身抗凝。

服用华法林的患者需要注意什么？ 服用华法林患者需要监测 INR（2～3），开始抗凝时每周监测 1 次，一般 4 次稳定后改为每 2 周监测 1 次，之后逐渐稳定在每月监测 1 次。但是由于华法林受的影响因素较多，如果因为其他原因加用别的药物或者饮食结构改变需要增加检测次数。

服用华法林期间为什么要饮食结构固定。 华法林是维生素 K 拮抗剂，所以食用过多的含维生素 K 食物如绿叶菜会减弱华法林的作用。一般医师会建议 PTE 患者应用华法林抗凝期间，饮食结构要相对固定就是要在食用含维生素 K 食物固定，在此基础上容易将 INR 调整到稳定状态。

服用华法林期间不吃绿叶菜是不是更好？ 既然绿叶菜富含有维生素 K，又与华法林拮抗，是不是不吃最好。回答是错的。饮食结构稳定可以食用相对固定的绿叶菜，并不意味着就不能吃绿叶菜。富含维生素 K 的食物包括菠菜、花菜、甘蓝等多种可以选择。为了维持华法林抗凝疗效的稳定，只是建议不要突然增大或减少短时间内的富含维 K 蔬菜的摄入量，保持饮食结构的相对平衡就可以了。

服用利伐沙班等抗凝药物就不需要监测了么？ 相比较华法林而言，利伐沙班、达比加群、艾多沙班等药物受饮食、药物影响较小，的确没有必要像华法林那样频繁检测。但是，这并不意味着上述药物不需要监测。初始剂量一般会根据患者的具体情况给予推荐，在日后的抗凝治疗中逐渐调整适合患者的最佳剂量。所以，需要定期看医师，避免抗凝治疗过量导致出血事件发生。

什么时候吃抗凝药物好呢？【华法林】每天固定一个时间即可，有利于维持稳定的血药浓度，做到不漏服很重要，建议晚间服用理由如下：①睡前服用受饮食影响较小，夜间肠道蠕动较慢，药物吸收更完全。②口服华法林查 INR 一般是早晨空腹抽血，晚间服用可方便医师根据当天结果及时调整华法林剂量。【利伐沙班】如果使用剂量为 15～20 mg/天，建议进餐时同时服用，可以增加在胃内吸收时间，10 mg/天以下的话任意期间服用都可以。

口服抗凝药物漏服怎么办？首先看自己的用药频次，如果是一日一次，再看漏服时间，如果不超过 12 h，那么补服即可，超过 12 h 的话，直接跳过本次剂量，次日按原计划服用；一日两次的患者，漏服时间不超过 6 h，直接补服，超过 6 h，直接跳过本次剂量，下一次按原计划服用。

高同型半胱氨酸血症应该怎么治疗？健康生活方式尤为重要，合理饮食、营养均衡，有助于降低同型半胱氨酸水平。必要时在医师指导下合理补充叶酸、维生素 B6 和（或）维生素 B12 等。都是高同型半胱氨酸血症，吃的药物也不一定。高同型半胱氨酸血症患者需要使用叶酸，但是部分患者仍不能纠正，还要加用维生素 B12 和维生素 B6，主要是依据患者出现高同型半胱氨酸血症的原因不同，采用不同的治疗方式来降低同型半胱氨酸水平。

PTE 为什么要吃叶酸或者合并其他维生素？ 经常会听到这样的询问，为什么要口服叶酸？PTE 诱因中有部分患者存在高同型半胱氨酸血症，口服叶酸就是为了降低血同型半胱氨酸水平。甚至有时候单纯叶酸都不能纠正，还要加用维生素 B12 和维生素 B6，都是为了纠正同型半胱氨酸的代谢紊乱。即使同型半胱氨酸的水平回到正常范围仍然需要继续服药，不要轻易停药。

富含维生素 K 的食物有哪些？ 富含维生素 K 的食物不仅仅是菠菜、花菜等绿叶菜，胡萝卜，南瓜，坚果，花椰菜，猪肝，鱼肝油，蛋黄，莴苣等均含有大量的维生素 K。所以，在服用华法林期间确保饮食结构（尤其是绿叶菜）相对稳定非常重要。

用药期间同型半胱氨酸指标正常还需要继续服用吗？ 指标正常只能说明药物治疗有效，不需要进一步加用其他的药物，不能随便停药。同时，养成良好的饮食习惯。

阿司匹林可以取代抗凝药物预防 PTE 吗？ 准确答案是不能。阿司匹林广泛应用于心血管疾病，其药理作用机制为抑制血小板功能。主要针对动脉硬化性疾病如心肌梗死、脑梗等有效。目前指南也没有推荐阿司匹林作为抗凝药物使用，原则上不能取代抗凝药物。只有在特殊情况下，如果 PTE 或下肢静脉血栓已经平稳，患者出血风险逐渐增加的同时合并有动脉粥样硬化性疾病，迫不得已的情况下可以考虑使用阿司匹林单药治疗。

抗凝药物可以和阿司匹林一起服用吗？ 可以一起合用，但是目的不同。抗凝药物可以治疗静脉血栓栓塞性疾病，阿司匹林主要作用是抗血小板凝聚，用于动脉粥样硬化性疾病的预防。因病情需要，抗凝药物和阿司匹林同时服用时无疑会增加出血的风险，建议一定在医师指导下使用，确保安全。

得了 PTE，住院卧床，回家该不该活动？ PTE 急性期一般需要卧床，减少活动后下肢静脉血栓的进一步脱落。但是一旦可以出院，即意味着可以活动了。甚至医师会鼓励患者尽可能多运动，只要不出现胸闷、憋气，就可以逐渐增加运动量。

为什么出院后还有气短等表现呢？ 得了 PTE，心、肺功能都会受到不同程度的损害，这种损害在住院 7 天左右时不可能全部恢复正常，一般 3 个月内全部恢复。但是，如果不是初次 PTE，属于复发者，心、肺功能只能恢复到本次发病之前水平。

急性 PTE 有后遗症吗？ 急性 PTE 经积极、合理的治疗，一般可逐渐恢复至正常生活水平，及时治疗一般不会遗留后遗症。但是，如果就诊不及时、诱发因素持续得不到解除或者治疗不正规等都可能遗留后遗症——慢性栓塞性肺动脉高压（chronic thromboembolism pulmonary hypertension，CTEPH）。

什么是慢性栓塞性肺动脉高压（CTEPH）? CTEPH 属于 PTE 的一种严重致残性并发症，可以严重影响 PTE 患者的生活质量。大多因既往存在 PTE 没有得到有效治疗或者 PTE 长期没有得到确诊所致。

慢性栓塞性肺动脉高压怎么治疗? 慢性栓塞性肺动脉高压属于肺高血压的一种，一旦明确诊断即应及时给予抗凝治疗。不仅如此，医师会根据患者的血栓部位，给予肺动脉内膜剥脱术、肺动脉球囊扩张术及肺动脉的靶向治疗。

心肌梗死可怕，肺梗死是不是很严重? PTE 发生肺组织梗死并不常见，因为肺组织同时接受肺动脉、支气管动脉和肺泡内气体三重氧供，故 PTE 时只有 15%～20% 的患者出现肺梗死。出现肺梗死往往提示小的血栓直接堵在肺动脉远端，反而不会出现致死性变化，及时治疗肺梗死部分均可以恢复，不必过于担心。

如何自己简单地看化验单? 【华法林】需要定期复查 INR，要求 INR 控制在 2～3 之间，老年患者一般控制在 INR 1.8～2.5 以防止出血。如果一次检查发现 INR 稍高（3.5 以内）或稍低（1.8 以上）也不要过于紧张，可近期再次复查；如回到治疗要求范围则继续原有抗凝方案；如 INR 进行性升高或降低则需尽快就诊，调整剂量。【利伐沙班】需要监测 PT 和 D-Dimer，要求 PT 和 D-Dimer 控制在正常范围内比较安全（虽然没有明确的 PT 界值，笔者认为如果 PT > 20，最好减少 1/4 ~ 1/3 剂量，尤其是对于高出血风险人群；D-Dimer 在年龄 > 50 岁的患者，则需要用年龄乘以 10 作为正常上限。举例：患者年龄 52 岁，那么高限为 520 ng/mL）。

PTE 患者出院后为什么要固定门诊随访？ 急性 PTE 是继心梗和脑卒中后第三大常见致死性的心血管疾病，严重影响生活质量。除了住院期间有一定的死亡率（3 ~ 30%），出院后仍会面临很多问题。早期的随访研究中，多达 25% 的患者在确诊后第一年死亡，尤其常见于有基础疾病的患者。如：癌症或慢性心脏或者肺部疾病等。所以，PTE 患者治疗好转出院后，不可以对病情掉以轻心，很多疾病或者 PTE 诱因都可能是在随访中发现的，比如肿瘤、代谢紊乱等等。所以，随访除了通过化验调整用药剂量，也是患者既往情况及目前状况的综合考量，非常有必要定期随访！

高血压患者得了 PTE 还吃降压药么？ 受 PTE 影响，患者原有的血压会出现不同程度的降低，PTE 程度越重，血压下降程度越明显。原来有高血压的患者可能因为 PTE 事件，降压药物都需要一段时间的停用。当心、肺功能逐渐恢复之后，原有的高血压会慢慢地表现出来。出院时血压没能恢复正常的 PTE 患者，需要定期测量血压，及时恢复降压药。需要说明的是，并非所有患者都会影响到血压，即便影响到血压的话，每个人恢复使用降压药物的时间也有所不同。

孕期或者服用激素替代药物为什么容易得 PTE？ 下列因素的出现增加了孕期或服用激素替代药物的风险：孕期雌、孕激素水平均会明显升高，同时伴随着凝血因子活性升高，极易使得机体处于高凝状态；孕期活动量逐渐减少、逐渐增大的子宫会导致下腔静脉、盆腔静脉及下肢静脉血回流不畅，增加了血栓形成的机会；孕妇由于长期卧床，下肢缺乏运动，静脉血液回流受到影响，导致血栓形成。

怎么样预防孕期高凝状态出现静脉血栓事件？ 孕期虽然为PTE 的好发人群，但并不是都会发生。掌握合适的方法也可以预防 PTE 的发生。比如，孕产妇在孕期和产后适量的运动，可以加快身体中的血液循环，从而一定程度上减少血栓形成的风险。对于高龄产妇、人工授精、多胎、存在 VTE 史或家族史的人群，往往是 PTE 高危人群，必要时在医师的指导下使用抗凝药物，以确保整个孕产期安全。

孕妇一旦 PTE，可以服用华法林吗？ 华法林在孕妇中为禁用，因为华法林可透过胎盘影响到胎儿发育甚至会导致畸形。故在孕期 PTE 建议使用低分子肝素治疗。

单纯因为怀孕出现 PTE，治疗多久？ 如果没有其他原因，孕期或者产时发生的 PTE，抗凝治疗疗程是至少 3 个月并满足产后 6 周。

PTE 患者服用药物期间能不能拔牙？PTE 抗凝前 3 个月为治疗的关键期，不建议中止抗凝。但是对于简单的拔牙并不影响，有经验的医师可以在使用抗凝治疗同时完成牙齿的治疗，凡是能够通过按压止血的手术可不停用抗凝药，只需延长按压时间即可。但是如果对于创伤比较大的口腔疾病，建议 PTE 抗凝治疗 3 个月后择期治疗或者手术后尽快恢复，需要在专科医师指导之下完成停药及恢复抗凝药物。

PTE 患者服用药物期间能不能做胃肠镜？部分 PTE 患者患病期间需要进行胃镜、肠镜等有创检查以排除恶性疾患。或者是诊断 PTE 时发现存在其他部位的恶性肿瘤，这种情况需要在医师指导下及时完成手术。原因是，肿瘤本身就是 PTE 的高危人群，肿瘤得不到有效的治疗反而影响 PTE 的有效治疗。

口服抗凝药期间还能手术？口服抗凝药期间难免需要手术，如皮肤手术。凡是在可以通过按压实现止血的部分，一般不会受到影响。不同的手术或有创的检查需要具体问题具体分析，必要时需要等待凝血指标恢复正常才可以，术后尽快恢复抗凝治疗。

PTE 复发常见原因有哪些？PTE 治疗期间或者停药后仍有一定比例的复发，所以绝不能认为一次治疗成功就万事大吉了。一般来讲，PTE 复发与患者本身是否存在明显的未经治疗的诱发因素，如肿瘤、代谢因素等有关，也与患者是否正规治疗有关。

PTE 诊断接受抗凝治疗期间应积极配合医师寻找可能的诱发因素，及早识别有助于顺利治疗及防止复发。

肿瘤患者为什么容易得 PTE？ PTE 可以成为肿瘤患者的首发症状，在诊断 PTE 之前没有任何肿瘤相关的迹象，再进一步检查中确诊了肿瘤存在的证据，甚至有一部分 PTE 患者在院外长时间的随访中才得以确诊。部分 PTE 患者在肿瘤诊断、放疗或者化疗中发生。临床研究发现，肿瘤患者的 PTE 风险是非肿瘤患者的 30 倍。肿瘤患者容易导致 PTE，其原因是肿瘤细胞本身可以刺激凝血因子活性、肿瘤本身压迫血管可导致血流瘀滞、卧床及肿瘤相关的放化疗均成为诱发静脉血栓的重要因素。

诊断 PTE 时又发现了恶性肿瘤，要不要先治疗 PTE 暂时不治疗肿瘤？ 不可以。因为恶性肿瘤本身就会导致高凝状态，单纯抗凝治疗控制作用有限。同时也会耽误恶性肿瘤的治疗。

诊断 PTE 时又发现了恶性肿瘤，要不要先治疗肿瘤暂时不抗凝？ 不可以。两者需要同时进行。肿瘤治疗中诸多的因素如术后制动、放疗、化疗都会使原有的静脉血栓进一步加重。医师会帮助患者选择合适的时机及合适的药物。

年轻人会得 PTE 吗？ 随着年龄的增加形成静脉血栓的风险也会增加。研究显示，经年龄调整的总体年发病率男性（130/10 万）高于女性（110～10 万），育龄期妇女（16～44 岁）的发病率高于同龄男性。但是年龄不是形成血栓的独立危险因素。PTE

也不是老年人的专利，同样见于年轻人甚至婴幼儿和儿童，一般发生率到青春期有所下降。

怀疑 PTE 时如何自救？ 一旦不舒服第一时间拨打救援电话；其次，安静下来等候救援人员到来，切不可频繁走动以避免血栓继续脱落，加重病情；松解衣服，保持呼吸道的通畅，有条件可以吸氧；急救人员到场时，最好平车搬运患者，确保顺利转至医院。

下肢静脉滤器什么情况下使用？ 现有指南不推荐常规放置下腔静脉滤器，只在特殊情况下才可以使用如存在抗凝禁忌证、诱因无法解除、心肺储备功能不全或者下肢深静脉近端存在漂浮血栓，需要系统溶栓或者肺动脉内介入治疗等情况下使用。有必要放置滤器时，大多使用临时滤器，以便于尽快移除静脉滤器。

PTE 能治愈吗？ PTE 属于可防、可控、可治的疾病，经过正规治疗是可以治愈的，但也有少部分人会发展成慢性 PTE，原因是多方面的，需要医师帮助找到原因。

抗凝药物最大风险是什么？ 所有的抗凝药物都会有出血的风险，只是程度的不同。所以，使用抗凝药物期间必须严格按照医师的提示，尤其是使用华法林时更应该定期检查凝血，防治出血事件的发生。但是，必须强调的是，抗凝期间出血情况非常复杂，未必都是抗凝药物的原因，还需要医师帮助分析。

　　使用抗凝药物期间监测什么？ 既然所有的抗凝药物都会有出血的风险，所以在服用药物期间必须按照医师的要求定期监测。因为使用的药物种类不同，监测指标也有区别。如使用华法林，需要监测 INR，确保 INR 2～3 相对安全。而对于使用利伐沙班、艾多沙班、达标加群等药物时需要监测的是别的内容。总之，抗凝药物应用期间不要随便加服、漏服甚至擅自停用。临床上，有不少患者未规律监测导致药物剂量不足栓塞事件复发或者过量导致出血性休克，甚至失去生命。

　　抗凝期间出现牙龈出血、鼻出血需要停药吗？ 牙龈出血、鼻出血在抗凝治疗期间非常常见。治疗剂量中的抗凝药也有可能发生出血，但是，出血不一定绝对与抗凝药物有关。牙龈或鼻黏膜的小量出血不能预测未来一定会出现致死性出血。所以，相关凝血指标没有问题的话，牙龈或鼻黏膜小量出血时不需要停药，但会建议口腔科或耳鼻喉科就诊。临床中会发现，绝大部分牙龈出血是由于牙龈本身问题，经过口腔科医师治疗后出血大多会被纠正。所以，出现出血后一定让医师帮助判断，以避免错误停用药物后 PTE 病情恶化。

　　抗凝期间出现出血怎么办？ 抗凝期间的出血一般分为大出血或非大出血。大出血量是指导致患者血压下降、血色素下降等危及生命的情况或者发生在关键部位的小量出血，如颅内、消化道、腹膜后等部位的出血，均定义为大出血，需要立即停抗凝药物。

而皮肤、牙龈、鼻黏膜的小量出血，无须立即停药，但需要医师帮助寻找出血原因或者决定是否调整抗凝药物剂量。

服用抗凝药物期间出现牙龈出血需要停药吗？抗凝药应用期间会有患者出现晨起口腔少许粉红色的唾液或者刷牙时有出血。医师一般会建议，监测一下抗凝治疗的强度是否处于治疗范围。建议选用尖端比较柔软的牙刷，出血稍多时可以局部牙龈处按压时间稍长。同时强调以下几点：①出血不一定与抗凝药肯定有关，这也是需要门诊定期复查的原因，让医师帮助判断是否与抗凝药物有关及是否需要调整抗凝药物的剂量；②抗凝药物的治疗过程中，单纯出现牙龈出血，需要警惕是否患者存在牙龈炎等情况，需要口腔科就诊。③少数患者因为怕牙龈出血就不刷牙了，这是错误的！

服用抗凝药物，需要继续使用降脂药物、降糖药物吗？PTE患者一般不影响降脂、降糖药物的使用。尤其是血糖，在应激状态时比平时会升高，甚至升高很多，更应该强化降糖治疗。即便是PTE之前维持血脂、血糖水平非常满意，也需要继续使用。

服用华法林或者利伐沙班期间，得了其他系统的疾病怎么办？PTE使用抗凝药物期间如合并其他疾病时，同样需要积极治疗。建议在医师的指导下，采用恰当的方式（维持、暂停抗凝药物等）完成下一步治疗。因为患者自身存在的诱因不同，抗凝治疗疗程不同，所以不能因为接受抗凝治疗而耽误了其他疾病的治疗。

服用抗凝治疗期间，得了感冒怎么办？ 服用华法林的患者感冒时可以服用感冒相关的药物。如果使用华法林的话，应该增加监测 INR 的次数。很多患者担心会受影响，强撑着的结果可能会影响病情恢复甚至影响代谢，反而增加抗凝治疗的风险。

哪些药物可以影响华法林在人体内的代谢？ 临床上应用华法林应注意，华法林代谢受多种药物和食物的影响，或影响其与蛋白结合或改变药物的清除。别嘌呤醇、胺碘酮、西咪替丁、奎尼丁和复方新诺明等均可增强华法林的作用。巴比妥、口服避孕药、皮质激素及食用绿叶蔬菜则会降低华法林的作用。

服用抗凝药期间发生消化道出血怎么办？ 服用抗凝药物期间出现消化道大出血应考虑是否存在药物过量？是否合并消化道疾病？是否存在导致出血的疾病？一旦出现，应尽快到医院检测凝血指标。医师会根据情况选择具体的检查项目，总之患者不能过于大意。

华法林漏服、多服怎么办？ 华法林是一种抗凝药，服药后 12～18 小时起效，36～48 小时达抗凝高峰，半衰期为 44～60 小时，血药物浓度稳定需要 3～5 日；经肝代谢，肝细胞微粒体酶能使之羟基化。可见该药物的代谢时间是很长的，所以忘记一次是没有太大影响的，但需要严密监测凝血，在医师的指导下重新调整一下华法林的用量。建议患者做日记，每次用药都做些标记以防止出现上述情况。

下肢静脉血栓什么时候手术治疗？ 下肢静脉血栓以抗凝及辅助治疗为主，只有当存在深静脉（髂静脉、股静脉）漂浮血栓或者因为血栓负荷较大压迫了下肢动脉引起远端缺血（股青肿）时才考虑局部介入治疗，必要时可进行手术治疗。

栓塞后综合征是什么？怎么治疗？ 栓塞后综合征是指由于长期静脉淤血、浅静脉血栓形成导致炎症性改变，导致相应部位皮肤的缺血改变。多表现为局部皮肤色素沉着、溃疡、血栓性静脉炎、湿疹等并发症，病情迁延不愈。栓塞后综合征治疗起来很棘手，多以抗凝治疗同时采用局部对症治疗为主。

PTE能不能使用活血化瘀药物？ PTE治疗中重要的部分就是抗凝，抗凝治疗本身就可能会导致出血。所以，不建议使用活血化瘀类药物。必要时可以在医师的指导下使用。

PTE患者为什么监测肾功能？ 抗凝药物中除了肝素和华法林，其他抗凝药物均需要结合患者肾功能调整剂量。肾功能下降时需要不断减少抗凝药物的剂量，甚至肾功能下降到一定程度就需要终止这类抗凝药物了。监测肾功能主要原因是经过肾脏代谢的抗凝药物，会因为肾功能下降蓄积体内增加出血事件的发生。

为什么 PTE 患者有可能长期抗凝治疗？PTE 发病诱因不同，抗凝治疗的疗程不同。有明确原因一旦被解除，反而不需要长期治疗。言外之意就是，越没有发病诱因，停药后复发的可能性越大，越需要延长抗凝治疗的疗程。

PTE 患者需要注意的生活方式？ PTE 的发生有很多原因，可以说 PTE 是"坐"出来的说法一点不夸张。经常见于喜坐、不爱活动、迷恋游戏或者各种原因需要久坐、久站等人群。在抗凝治疗期间应该养成固定的体育锻炼，一旦停用抗凝药物后也是防止复发的有效方法。当然对于老年患者，如果存在限制活动的疾病，也应该尽可能解决，适当活动有利于防止静脉血栓复发。

PTE 治疗过程中的自我管理？ 主要注意以下几个方面：①按时服药不要随意停药；②观察出血现象如牙龈出血、鼻黏膜出血、皮下出血、血尿或者便血等；③按照医嘱定期复查，了解并学会初步判断相关的监测指标；④养成良好的生活方式；⑤病情有变化不要抱侥幸心理，需要及时就医。

测量腿围的正确方法 【测量小腿围】：取仰卧位，屈膝，双足平方在床上，用皮尺在髌骨下缘 10 cm 处，测量小腿围周径。【测量大腿围】：取仰卧位，大腿肌肉放松，从髌骨上缘 15 cm 处测量大腿周径。正常人双腿一般是等大的，或者相差一般不会超过 1 cm，超差 1 cm 往往提示腿围不等大了，相差 2 cm 应警惕有无下肢静脉血栓的问题，超过 3 cm 基本可以确定存在下肢静脉血栓了。

怎样自行判断存在 PTE 可能呢？ 尽管 PTE 很容易误诊或者漏诊，但总会有一些蛛丝马迹可以作为先兆，梳理出来帮助自行初步判断 PTE 可能性。当伴有下列情况下时，需要警惕 PTE 发生：不明原因出现双下肢或者单侧下肢水肿之后的呼吸困难或者气短、久坐或久卧后发生胸闷或心慌、不明原因的一过性意识丧失、不明原因缺氧表现、不明原因的活动耐力下降或者不明原因的胸痛伴有咯血等表现时，需要警惕 PTE 发生，及早到医院就诊，防止延误诊断和治疗。

PTE 为什么可以认为是慢性病？ PTE 包括 PTE 和/或者下肢静脉血栓形成。不管是什么原因导致的血栓事件，都会在停用抗凝药物期间有一定比例的复发，甚至在使用抗凝药物期间复发。所以，PTE 已经定义为慢性病，需要长期随访了。

PTE 复发率是多少？ 不用原因导致的 PTE 复发率不同，活动性肿瘤患者每年 PTE 复发率15%、内科重症（如心力衰竭、呼吸衰竭等）5 年复发率15%、没有发现诱发血栓因素的患者 5 年复发率30%、明确一过性制动或手术导致的 PTE 患者 5 年复发率3%。所以抗凝期间一定要按照医师嘱托，不要轻易停用抗凝药物。即便停了抗凝药物，也要按照医嘱规律复查，防止血栓事件复发延误诊断和治疗。

　　抗凝药物治疗期间还有什么预防手段？ 一句话，养成良好的生活习惯。尽管 PTE 的血栓绝大部分是来自下肢深静脉血栓的脱落，住院期间会因处于急性期的高凝状态而相对制动，目的是减少已经形成的下肢静脉血栓进一步脱落到肺动脉中导致致命事件的发生。但是，一旦医师同意出院，说明活动已经很安全了。

　　出院后如何掌握运动量？ PTE 会有一定程度影响心肺功能受损，出院后还会有一段时间的活动量气促等表现，绝大部分初次发病的急性 PTE 患者正规治疗 3 个月内肺功能都能恢复。所以，出院后活动量不要急于追求运动量，要给心肺功能慢慢恢复的时间。具体说，合适的运动量以患者不觉得胸闷、憋气为标准，在医师的帮助及建议下逐渐加大运动量至发病前甚至可以好于发病之前的水平。

　　规律锻炼就不会得 PTE 么？ 不是这样的，因为形成 PTE 的原因非常复杂。经常会有这样的疑问："都说不爱活动容易得 PTE？为什么我每天坚持散步、跑步，走 1 万步很轻松，甚至常年游泳，定期健身，为什么也会得 PTE 呢？"。的确在临床工作中发现部分患者有良好的生活习惯，规律锻炼甚至马拉松高手也发生了 PTE。

　　"相对制动"的标志是指什么？ 经常运动的人一旦停下来不运动——称为"相对制动"，就具备了形成静脉血栓的重要条件。

值得一提的是，曾经规律去健身房的人因为某些原因突然中止或者在家中无所事事，整天"葛优瘫"，即便不是绝对卧床、制动，相对于原有的规律锻炼而言也算是相对制动了。所以，适当体育锻炼也不一定就是只有一种形式，需要不断根据情况灵活调整运动方式。

旅行途中如何预防下肢静脉血栓？ 多活动减少坐的时间；双脚做一下踩刹车的动作，让小腿肌肉不断收缩，以促进下肢静脉回流；借助弹力袜或者必要时在医师指导下预防性使用抗凝药物。

骨折后预防血栓最佳方法是什么？ 骨折后如果不影响骨折远端的活动，应尽早进行远端关节的活动或者做做勾脚动作；如果曾经有静脉血栓病史及时告知医师，必要时使用抗凝药物防止血栓形成。

为什么说 PTE 与急性冠脉综合症形影相随？ 急性 PTE 3 个月内出现急性冠脉综合症相关的事件远大于没有发生 PTE 的患者；同时，急性冠脉综合症也是 PTE 的高危人群。所以两者在发病 3 个月内会有同时发生的风险，千万不要掉以轻心。有研究，急性心肌梗死患者住院期间合并急性 PTE 约为 3% 左右。

为什么 PTE 很容易误诊为急性冠脉综合症呢？ PTE 和急性冠脉综合症具有诸多的类似：具有类似的基础疾病，如老年人、高血压、高血脂、肥胖、吸烟、高同型半胱氨酸血症等；具有类似的症状如心慌、气短、胸闷、呼吸困难等；具有类似的体征如呼吸频率增快、心率加快、血压降低等；具有类似的检验结果如心肌酶增加、心力衰竭指标、D-Dimer 增高等；具有类似的心电图表现，更是直接误诊的重要原因。

PTE 合并急性冠脉综合症后怎么治疗？ PTE 主要以抗凝治疗为主，而急性冠脉综合症药物治疗主要以抗血小板为主。两者存在截然的区别，同时发生在一个人身上时，既要抗凝又要抗血小板，一定要在医师指导下进行，防止出血事件的发生。

出版者后记
Postscript

  科学技术文献出版社自 1973 年成立即开始出版医学图书，50 余年来，医学图书的内容和出版形式都发生了很大的变化，这些无一不与医学的发展和进步相关。《中国医学临床百家》从 2016 年策划至今，感谢 1000 余位权威专家对每本书、每个细节的精雕细琢，现已出版作品数百种。2018 年，丛书全面展开学科总主编制，由各个学科权威专家指导本学科相关出版工作，我们以饱满的热情迎来了《中国医学临床百家》丛书各个分卷的诞生，也期待着《中国医学临床百家》丛书的出版工作更加科学与规范。

  近几年，中国的临床医学有了很大的发展，在国际医学领域也开始崭露头角。以首都医科大学附属北京天坛医院牵头的 CHANCE 研究成果改写美国脑血管病二级预防指南为标志，中国一批临床专家的科研成果正在走向世界。但是，这些权威临床专家的科研成果多数首先发表在国外期刊上，之后才在国内期刊、会议中展现。如果出版专著，又为多人合著，专家个人的观点和成果精华被稀释。为改变这种零落的展现方式，作为科技部主管、中国科学技术信息研究所主办的中央级综合性科技出版机构，我们有责任为中国的临床医师提供一个系统展示临床研究成果的舞台。为此，我们策划出版了这套高端医学专著——《中国医学临床百家》丛书。

"百家"既指临床各学科的权威专家，也取百家争鸣之义。

丛书中每一本书阐述一种疾病的最新研究成果和专家观点，按年度持续出版，强调医学知识的权威性和时效性，以期细致、连续、全面展示我国临床医学的发展历程。与其他医学专著相比，本丛书具有出版周期短、持续性强、主题突出、内容精练、阅读体验佳等特点。在图书出版的同时，同步通过万方数据库等互联网平台进入全国的医院，让各级临床医师和医学科研人员通过数据库检索到专家观点，并能迅速在临床实践中得以应用。

在与作者沟通过程中，他们对丛书出版的高度认可给了我们坚定的信心。北京协和医院邱贵兴院士说"这个项目是出版界的创新……项目持续开展下去，对促进中国临床学科的发展能起到很大作用"。我们感谢这么多临床专家积极参与本丛书的写作，他们在深夜里的奋笔，感动着我们，鼓舞着我们，这是对本丛书的巨大支持，也是对我们出版工作的肯定，我们由衷地感谢作者的支持与付出！

在传统媒体与新兴媒体相融合的今天，打造好这套在互联网时代出版与传播的高端医学专著，为临床科研成果的快速转化服务，为中国临床医学的创新和临床医师诊疗水平的提升服务，我们一直在努力！

科学技术文献出版社

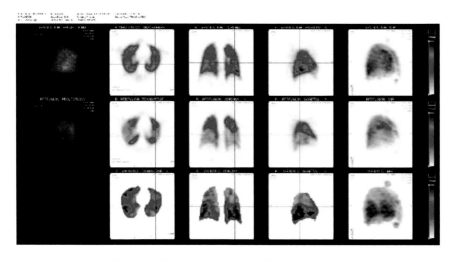

彩插 1　V/Q scan 典型的 PTE 患者图像，各个层面中（见正文 第 046 页）

注：第一排分别为同一层面的横断面、冠状位及矢状位的肺通气显像，第二排为三个体位的肺灌注显像，第三排为三个体位的融合现象（深紫色的部分显示灌注与通气不匹配部分）。颜色越重、不匹配的程度越重、肺灌注受损的程度越明显。

彩插 2　治疗半年的动态变化（见正文 第 047 页）

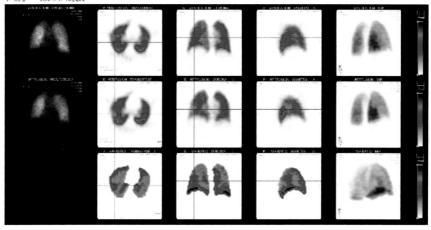

彩插 3　V/Q scan（见正文 第 048 页）

注：分别为 PTE 抗凝治疗半年和治疗 1 年 V/Q scan 的动态变化，第三排为三个体位的融合现象（深紫色的部分显示灌注与通气不匹配部分）。图 2-9 和图 2-10 中第三排的融合显像结果显示深颜色比例明显较少提示肺灌注受损的程度明显改善。

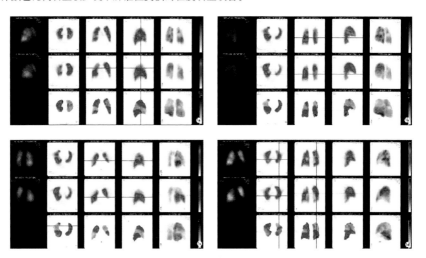

彩插 4　V/Q scan（见正文 第 053 页）

如图所示：肺灌注断层显像于右肺上叶、下叶外基底段、左肺下叶后基底段可见放射性分布稀疏—缺损区、余双肺可见多发斑片样放射性分布稀疏—缺损区；肺通气断层显像于右肺上叶、下叶外基底段、左肺下叶后基底段可见放射性分布"填充"；余双肺可见与灌注像"匹配性"放射性分布稀疏—缺损区。